Dr. Rosy Daniel

HEALING FOODS

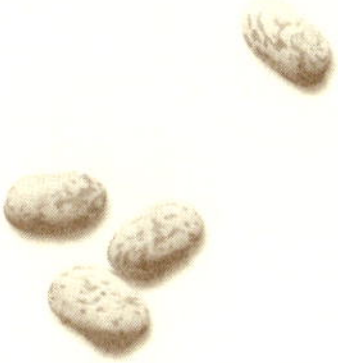

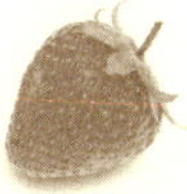

ロージー・ダニエル［著］
林 サオダ［訳］

ヒーリングフード

がん予防のための食生活

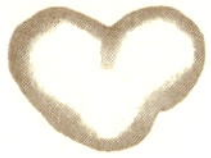

東京堂出版

Originally published in English by Thorsons, a Division of Harper Collins Publishers Ltd. under the title:
HEALING FOODS

Published by arrangement with Harper Collins Publishers Ltd, London
through Tuttle-Mori Agency, Inc., Tokyo

まえがき

「何を食するかが、すなわち自分である。」この健康を保つための単純なメッセージを、くり返し耳にしながら、その本当の意味を、私たちは無視し続けてきたのではないでしょうか。何億年という進化の時期を経て、人類は生き残って発展してきました。しかしその人類に、ほんの50年くらい前からふたつの変化が起こってきました。ひとつは、医学の進歩と共に人間の寿命が著しく延びたことで、この傾向は続いていくでしょう。ふたつめは、食品業界の最新技術が製造、保存、加工に導入されたことで、西欧社会の平均的な食生活は、非常に不健康になってしまったことです。人間が長生きできるようになったことと、不健康な食生活というふたつの要素が組み合わさって、がん、心臓病、脳卒中などの病気がこれまでに類を見ないほど蔓延するに至りました。がんの35%と心臓疾患の50%が、不健康な食生活に起因すると言われています。では、いったいどうしたらよいのでしょう。この状況に対応するには、食生活に対する取り組みと十分な情報が必要です。だからこそ、ロージー・ダニエルによる本書は、まさに絶好のタイミングで出版されたといえます。

本書には、実用的で役立つアドバイスが書かれています。英国では、毎年膨大な宣伝費を投じて巧みなマーケティング戦略を展開する企業が、質のよくない食物を生産し、市場に氾濫させています。健康的な食生活は、必ずしもお金がかかるわけではありません。読みやすい形でまとめられた本書には、食生活をよりよい方向に変えていける方法が書かれています。

１章には、何故食生活を変える必要があるのかが、述べられています。肥満を防ぐために、摂取カロリーを減らさなければ、という観念に常に脅かされている人が何と多いことでしょう。しかし、この章では、何を食べるかの内容だけでなく、食べることがどれほど重要かということにも触れています。ダイエットをしては、その反動で食べ過ぎることについて、既にいろいろな本が書かれています。しかし、本当に健康になる目的で長期にわたって自分の食生活を変えていくには、無理がある方法は向かないでしょう。

２章では、食生活を変えていく方法が述べられており、３章では、食生活の改善法の具体案が書かれています。

私たちが摂取する食物と健康との因果関係については、まだ解明されていない部分がたくさんあります。例えば、少量のアルコールは身体によい、とか、赤身肉を摂るのはよいことで、蛋白源として優れている、などですが、これについては意見がまだ統一されていません。しかし、本書の中で何度も強調されている4つの原則は、食生活についてのどの研究結果からも、強く示唆されているものばかりです。

1．動物性脂肪の摂取をひかえる。
2．繊維質の食物の摂取量を増やす。
3．新鮮な果物と野菜を豊富に摂取する。
4．肥満を防ぐ。

4章は、治療法としての食という、本書のテーマを論じています。従来の医学の世界では、このテーマをあえて避けてきたことは、疑いようのない事実です。その理由は、食の効用を客観的に証明しにくいからです。しかし、食生活を変えることで、患者の具合がよくなったとすれば、その変化はプラスの効果を与えたと定義できるでしょう。様々な病気を抱えている人が、食生活を変える試みをする例は増えています。そのような傾向は、患者が自分の健康についての主導権を握るような方向に導くエンパワーメント（患者が自分で自分の病気や治癒に取り組む力を得ていくプロセス）の一部です。本書は、万人にとっての非常に安全で確かなアドバイスに満ちています。

ハマースミス病院　王立医科大学大学院、臨床腫瘍学部教授
ロンドン「王立がん研究基金」副理事長

カロル・シコラ

謝　辞

ブリストルがんヘルプセンターの設立当初から、健康な食について研究を重ねてきたパイオニアの方々に、私は心から感謝の意を表したいと思います。とりわけ、同センターを創立されたペニー・ブロン、クリストファー・ピルキントンとパット夫人、アレック・フォーブス博士、創立当初から現在に至るまで栄養指導を担当してきた栄養療法士のウタ・ブルックマンに、深い敬意を表します。また本書の出版にあたって、疲れを知らずに私を励まし助けてくれたよきアシスタントのカロリン・モリソンにも、お礼を言いたいと思います。この本の出版に信念をもち、勇気づけてくれた編集者のワンダ・ホワイトレーやバーバラ・ベッシーほかの Thorsons 社の素晴らしいチームにも、感謝を捧げます。そして、執筆に時間をとられる私を受け入れてくれた、愛するジョンと子供たちにもお礼を言いたいと思います。この大事な仕事ができたのも、みなさんに助けていただいたお蔭です。

ロージー・ダニエル

目　次

２章　食生活の変え方　35

３章　食べ方の何を変えるべきか　47

４章　食べて治す　141

ヒーリングフード

Healing Foods

がん予防のための食生活

序　章

1980年初期に、当時ブリストルがんヘルプセンター*の医学部門理事をしていた、アレック・フォーブス博士が、「The Bristol Diet（ブリストル食餌療法）」という本を出版しました。この「がんと闘う食餌療法」は、博士と当センターの栄養療法士のウタ・ブルックマンの考え方にゲルソン・ダイエット（p.168）の要素を取り入れて統合したものでした。ブリストルがんヘルプセンターに来所した人や、そうでない人も含めて、多くの人がこの本に従った食餌療法に切り替えて高い効果をあげました。この食餌療法を体験した人は、エネルギーが急速に高まり、皮膚や頭髪や爪の状態がよくなり、消化器系の調子が改善されると報告しています。この食餌療法に切り替えて2、3か月後には、多くの人が、頭がすっきりして身体の調子もよくなり、それまで何年も感じていた状態が変化すると言っています。このような変化について、放射線療法や化学療法の副作用の減少が観察され、かなりの数の患者にがんの退縮が認められました。

一方、この食餌療法を、非常なストレスと感じ、体重が減少した患者もいたため、その患者の主治医らは、ブリストル・ダイエットに批判的になりました。何故ストレスになるかというと、その食餌療法をきちんと守って実行できなければ、失敗したように感じてしまうケースや、指定されているベジタリアンの献立やジュースやサラダを作るために限定された食材を入手して調理することが難しかったためでした。人によっては、生の食材を摂ることに集中しすぎて、澱粉質を十分とらず、普通の体重を維持するのに必要なカロリーさえとれていないケースがあったのです。

フォーブス博士が1985年に亡くなった後、ブリストルがんヘルプセンターでは、食事に対するアプローチを見直し、野菜、果物、シリアル、豆類を多くとり、動物性脂肪、蛋白質、塩分、糖分をひかえた「ホールフード（未精製で未漂白な完全な形の食品）・ダイエット」という「健康によい食事」を導入しました。新しく認識された点は、食事とがんとの関係においては、幅広い対応が必要であるという点です。つまり、治療法としての食事から健康によい食事までを視野に入れた考え方をとり入れたのです。「治療法（セラピー）としての食事」というアプローチは、その人の性質や身体の状態に合っている場合は、非常によいのですが、誰にでも向くとは言えません。がんヘルプセンターでは、現在でも、がんと闘うためにブリストル・ダイエットやゲルソン・ダイエット、自然療法によるダイエット、マクロビオティック・ダイエット（玄米菜食、自然食の食事法）などの厳格な食餌療法を望む方には、そのサポートをしていますが、当センターを訪れる方たちに通常勧めているのは、がんと闘う人たちの健康回復と体力補強を助け、がんの予防にも適したヘルシーで栄養のバランスのとれた食事です。

実際、西洋では全体的な傾向として、このような食生活に移行しつつあります。がんや心臓疾患はもちろんのこと、リウマチ性関節炎、喘息、糖尿病も、食生活との深い関連性があることが分かっており、その原因は動物性脂肪と糖分と加工食品の過剰摂取にあります。問題は、このようなことを十分知っていても、健康な食生活に切り換えるとなると、抵抗があったりして、難しい場合が多いことです。

健康な食生活への移行を阻む要素は、いくつかあげられます。まず明らかなのは、カロリーの高い食品や甘いものを摂ることには、食べる楽しみがあることです。甘いものやチョコレートやファーストフードの揚げ物は、すぐに満足感を与えてくれます。また食べることには社会的なプレッシャーが関係しており、女性には、よき母として、家族から認めてもらえるような手作りの食事を作らなければならないプレッシャーがかかってきます。そして、いわゆるヘルシーな食事には、マイナスのイメージがつきまとっています。「ウサギの餌」だとか「ヒッピーの食生活」とか、やたら貧しい食生活のようにこれまでずっと言われてきました。

ですから、このような抵抗をなくすには、ふたつの点をクリアーする必要があるでしょう。まず、食生活を変えても、続けることができずに、すぐに逆戻りしてしまうようなことがない、自分に合った継続できる方法でなければなりません。次に、ヘルシーな食生活は楽しめないというようなマイナスのイメージを根本から変える必要があります。

実は最初の点こそ、私がこの本を書こうと思った理由です。がんの患者さんだけでなく、「西洋的な食生活」に起因する病気を予防し、健康を維持したい方たちにも、本書が幅広く役立つことを願っています。ふたつめの点に対する答えは、がんヘルプセンターの新しいシェフのジェーン・センが出版した「ヒーリングフーズ・クックブック（Healing Foods Cookbook）」の中にあります。ジェーンは、各国料理を調理する一流シェフとして働いた経験をもち、がんヘルプセンターに加わりました。彼女は高い技術と創造性を生かして、従来のヘルシーな料理のイメージを一新したのです。「ヒーリングフーズ・クックブック」は、彼女が編み出した新しい料理のスタイル「キュイジーン・ビバンテ」の誕生を告げています。

彼女の本と本書から、新しい食生活と料理に必要な知識とアイデアを得て、みなさんが実践していってくださることを願っています。このような食生活に切り替えることができれば、健康になるだけでなく、料理がみなさんのもつ創造性を表現する場になるでしょうし、料理することが楽しみになるでしょう。

＊ブリストルがんヘルプセンター…英国のブリストルに1980年に設立された宿泊型施設で、がん患者とその家族ががんとトータルに取り組むための方法を医学と代替医療を含めて、医師・看護師・各種セラピストが教える機関。

1章 食生活を見直す理由

西洋型食生活の影響

これまで、西洋の典型的な食生活をしてきた人は、今こそ食物の摂り方を変えるべきです。がんと（心臓発作や脳卒中の原因となる）心臓疾患は、不健康な食生活のパターンと密接な関係があります。日本や中国やアフリカでは、西洋よりバランスのとれた食生活のおかげで、そのような危険性から守られていたのですが、西洋型のライフスタイルや食生活への移行が進むにつれて、急速にこれらの疾患の罹患率が増え始めました。

❖英国では、国民の75%ががんや心臓疾患で亡くなっている。これは、世界で最も高い比率である（※１）。

バランスを欠いた食事

西洋では、がんの35％が不健康な食生活に起因していると言われています。これは30％を占める喫煙より高い割合です（※２）。問題は、食物の変化が、人間の身体が対応する能力を越えて進んでしまった点にあります。私たちの生活が豊かになるにつれ、脂肪と蛋白質の摂取量が増え、食品に含まれる塩分、糖分、香料、保存料が増えてしまいました。同時に、食品の加工が進み、食材は精製されて、有益な食物繊維が取り除かれ、栄養分も減ってしまうことになりました。野菜や穀類、豆類、果物の摂取量も減ってきています。その結果、食物を過剰摂取していながら実際は栄養不足という、奇妙な状況が生まれ、エネルギーレベルと身体の免疫力や自己治癒力が慢性的に低下して、ますます病気にかかりやすい状態になっています。

中国では、全体の食事に含まれる脂肪分が13％ですが、それに対して英国では40％となっています。中国では蛋白質の総摂取量の７％が動物性蛋白で、英国では70％です。冠動脈性心疾患の罹患率は４対100で、中国では英国より圧倒的に低くなっています（つまり英国で100人に対して、同じ人口比で中国では４人の心臓病患者の数ということになります）（※３）。

❖ベジタリアン（菜食主義者）はそうでない人に比べて、がんの死亡率が40%低く（※4）、心疾患による死亡率も30%低い（※5）。

食物の過剰摂取とエネルギーの低下

脂肪、蛋白質、塩分、糖分の過剰摂取が慢性的に続くと、身体は生理的ストレスを被り、体内に毒素が蓄積します。何故そうなるかは、これらの物質の血中での許容量が限られているからです。特に脳のようなデリケートな組織では、これらの物質が一定量を越えた時に、その働きに混乱をきたすように、人間の身体はできています。そのような状態になると、脂肪、蛋白質、塩分、糖分の血中濃度をコントロールするために、肝臓、腎臓、膵臓に非常に負担がかかります。そうなると、エネルギーが消耗するだけでなく、身体に必要なミネラル、ビタミン、酵素を使い果たし、蓄積してあったこれらの重要な物質をも消費します。そのため、栄養不良な食生活で弱っている身体を、さらに消耗させてしまうのです。

このような状況が起こってくると、最初はこってりした食事の後に眠気や吐き気を催す形で表れ、食後1、2時間はうまく身体が機能しない感じになるかもしれません。しかし、この状態が長期にわたって放置された時には、エネルギーレベルでもっと悲惨な状況が起こってきます。家庭医（GP）が現在患者から最も頻繁に訴えられることは、慢性疲労症候群つまり「いつも疲れてしょうがない」というものです。もちろん、これは悪循環で、悪い食習慣により起こる無気力のために、運動をする気が起こらなくなり、一日中座っているような仕事やストレスや飲酒癖、喫煙癖がこれに加わったりすると、慢性的に疲労している状態に陥ります。

身体の代謝

問題はここで終わるわけではありません。身体が全力をあげて対処しようとしても、過剰摂取した脂肪、蛋白質、糖分、塩分を完全に分解することは滅多になく、行き場のなくなったこれらの物質は細胞や血管内に蓄えられることになります。そして、動脈を硬化させ、細胞内のナトリウム、カリウム、ブドウ糖のアンバランスからくるむくみを生じ、組織内に蛋白質を蓄える（抗体の生産と自己免疫のプロセスを引き起こしリウマチ性関節炎のような疾患で起こる、自分に対する抗体を作り出す）可能性があるのです。

このような状態では、身体のどの組織もうまく機能しなくなり、すべてのレベルで機能が妨げられます。身体は肥満し、セリュライトや下肢静脈瘤や皮膚病が起こり、筋肉骨格系に長期にわたってストレスがかかります。皮膚そのものは排泄器官なので、脂性肌や吹き出物の問題も起こります（このような肌のケアに毎年大量の化粧品が生産されているのです）。余分な脂肪分や毒素を排泄するために、皮膚がその役割を果たしています。筋肉骨格系に過剰な負担がかかると、筋肉や骨密度が減り、退行性の骨粗鬆症《こつそしょうしょう》が進みます。関節に特に病気がなくても経験することが多い、関節が硬くなる症状は、余分な脂肪、蛋白質、糖分、塩分が貯まったせいです。

腸の疾患

上記のような問題以外にも、十分な食物繊維、果物、野菜、穀類、豆類を摂取しないと、私たちの身体は支障をきたしてきます。この欠乏症は、まず腸に現れます。身体の中を食物が通過するスピードが落ちて、不快感、ぼうまん感、便秘、痔核が起こり、時には過敏性大腸症候群や憩室炎になります。腸の中を食物が長い時間かかって通ることで、食物中の毒素が体内に長く留まり、吸収されることになります。繊維質の多い食事をとっている人は毒素やバクテリアを体内に取り込んでも、問題が起こらないですむことが多いですが、食物繊維の摂取が少ないと腹痛が起きたりします。

食物の吸収

果物、穀類、豆類、野菜に含まれるセルロース（繊維素）と結びつく栄養素は、消化するのに時間がかかります。つまり、このような繊維素の多い食事をとった後は、何時間もかかって身体の中に栄養素が少しずつ吸収されていきます。しかし、糖分や脂肪分が多い食物を摂ると、チョコレートや揚げ物に含まれるグルコースのような、簡単に消化しやすい形になっていて、血中を早く通過するため、血中の糖と脂肪の値がはねあがり、肝臓と膵臓が猛烈に働いて、非常に速いスピードでその状態を改善しなければなりません。そのため、血中における糖と脂肪の濃度が高い状態から、急激に減少するという変化が起こります。これが、刺激反応となって更なる空腹感を呼び、すぐに満足感が得られる他の食物へと走らせる傾向を生み、結局は悪循環を助長する結果になります。

粘液の分泌

脂肪と蛋白質の過剰摂取、とくに酪農製品の大量摂取は、注目すべき結果となって現れ、粘液が大量分泌されます。つまり身体が過剰分を体外に排泄しようと試みているのです。このことは、感染やリウマチ性疾患、アレルギーの悪化の傾向につながります。チーズを意味する中国語が固形の粘液を意味する言葉であるのは、興味深いと思います。言うまでもなく、中国の食生活では、ごく僅かの乳製品しか使われません。

ビタミンとミネラルの欠乏

果物、野菜、穀類、豆類が足りない食生活がかかえる、もうひとつの大きな問題点は、これらの食品はビタミン類そして特にミネラルの主な供給源だということです。これらの植物性食品は必須脂肪酸の含有量が高く、必須脂肪酸は肉類に含まれる種類の脂肪酸より、ずっと身体によいのです。これらの食品には、植物酵素も多く含まれており、代謝作用を助け、成長の過程や回復するときに高い効果をあげます。「ビタミン」という言葉の定義は、

「命に不可欠（バイタル　フォー　ライフ）」から来ています。ですから、その重要性は、これ以上説明する必要がないでしょう。

他に西洋で見られる現象としては、カロリーが高い食物で食欲は満たされるが、栄養価は極めて低いという食品が増えてきたことです。例えば、チョコバーを食べれば、満足するかもしれませんが、その中には実質的に砂糖以外何も入っていません。同じだけのカロリーを摂取するのに、リンゴだったら2キロも食べなければならないのです。りんごをこれだけ食べれば、価値あるビタミンやミネラル、繊維質、酵素も大量に摂ることになるでしょう。従ってこの事実は、食べ過ぎなのに同時に栄養不良という問題に私たちの目を向けさせます。

私たちの身体に必要なビタミン、ミネラル、必須脂肪酸は、細胞組織が機能するために不可欠です。ビタミンA、C、E（抗酸化ビタミンと呼ばれることがある）は、亜鉛、セレニウムと組み合わせると、危険な「フリーラジカル（環境汚染とよくない食生活の結果、体内に取り込まれて形成された化学物質）」を非活性化させ、がんになるのを予防する重要な役割を果たしていることが、わかってきました。フリーラジカルは、脂質、蛋白質、酵素、DNAを攻撃し、さまざまな病理学的な問題やがんを引き起こします。ビタミンは細胞を守るので、発がん性をもつ化学物質や放射線照射や不健康な食生活による代謝のストレスで、フリーラジカルの化学物質が酸化して細胞にダメージを与えるのを阻止し、がん細胞化するのを防ぎます。

これらビタミン類の１日の摂取量の医師が定める基準は、壊血病やクル病のような欠乏症にならないですむ量となっています。しかし、積極的に健康を維持するためには、この量を遥かに越える摂取が必要です。私たちは、果物や野菜を多くとる必要があり、特に、石油化学物質や殺虫剤や化学肥料の使用による汚染が進むにつれて、ますます野菜や果物の摂取量を増やさなければなりません。今では、これらビタミンやミネラルを（サプリメントの形で）定期的に飲んで、予防している人が増えています。がんの予防及び治療にビタミンやミネラルを使う場合の詳細は、本書の4章を参照してください。

それに、大いなる神話の誤解を解く必要がありそうです。かつては、牛乳、チーズ、バター、生クリーム、肉類が身体によいとされ、これらの食品をとればとるほど、健康になるという神話が存在しました。しかし実際、その逆が正しいことがわかってきたのです。貧しい国での食事のように、炭水化物、豆類、ナッツ、野菜、果物を多くとり、蛋白質、脂肪、食品添加物をひかえた食生活に戻ることが大事です。

文明社会における食の質

西欧型のアンバランスな食生活だけが問題なわけではありません。食品がどのように製造され、加工され、包装され、貯蔵されているのかや、食品が私たちの台所に達するまでに、どのような状態になっているのかということも問題です。

集約酪農

多くの酪農家は経済的な圧迫を経験し、その状況に対応するために家畜の成長を促し、生産量を増加させるために、化学物質、化学肥料、ホルモン剤による大量生産を目指す極端な集約酪農を余儀なくされています。

農　業

野菜の収穫後、同じ土地を生かして、また何か作物を作らなければならないという考え方のせいで、土地の健康と恒常性が損なわれています。作物の病気を防ぎ、害虫や雑草対策として化学物質が以前より多く使われるようになっています。著者が夏休みに働いたことがあるレタス農園では、同じ畑を何度もくり返し使っていて、作物が刈り取られて数時間後には、もう次の作物の種が植えられました。毎回作付けするごとに、畑には雑草駆除剤が２回と殺虫剤が２回、肥料が２回と合計６回のスプレーがかけられていました。隣の畑で育ち初めている野菜にも直接かかってしまうので、むき出しの土地に撒かれる殺虫剤の毒性が高ければ高いほど、汚染を防ぎようもない状態でした。まず栽培の段階で、このような化学物質の猛攻撃にあったあとに、輸送時にも、果物や野菜の外見を完璧に保つためにスプレーしたり、ガスや放射線の猛攻撃が待っているのです。

このような形で化学物質を使うと、作物の成長が早くなるため、栄養分が通常のようには形成されにくく作物に蓄えられないことが多く、問題はさらに悪化します。土地も、くり返し使われると、活力のもとである微量元素が失われてしまいます。ですから、外見は完璧な野菜でも、味がなかったり、水っぽかったりし、ニンジンなどは中が空洞になったりします。このような野菜には、もはや栄養分が含まれていることなど期待できません。おまけに、このような野菜には、成長を促すために使われた肥料や駆虫剤の化学物質が残存していることがわかっています。(成長した野菜にあとから散布した化学物質は、注意深く洗うことで、取り除くことができるものの）作物の中に入っている化学物質を全部洗い流すことは不可能で、人間は、このような毒性のある化学物質による汚染を免れることができないのです。

❖有機塩素系殺虫剤のリンデンを禁止したイスラエルでは、乳がん発生率が８％減少し、最も若い年代の発病率を24%も減少させました（※６)。

牧　畜

家畜の場合は、成長を促進し、筋肉を増量し、搾乳量や産卵量を増やすために、成長促進剤としてステロイドやホルモン剤が使われている可能性があります。害虫や病気を防ぐために、薬品も投与されています。このようなことをすると、動物も人間の場合と同様に、病気や感染症と闘う力が弱まります。これらの物質が家畜の体内に入ると、体外へ排泄しようとするので、肉の中や特に肝臓部分に大量にその物質が認められ、脂肪に溶けこんだり、乳を経由して乳製品に含まれている可能性があります（このような物質は脂肪分の高いチーズや生クリームでは濃縮された形で含まれています）。それに加えて、家畜が食べる牧草には殺虫剤や化学肥料が使われ、飼料や飲用水も汚染されているので、動物性の食品のなかでも脂肪分の高い食品を介して、このような物質の害が人体に及んでいます。

動物性食品からの感染には、他の問題もからんでくる可能性があります。人間という種は、植物よりも動物のほうにずっと近いので、似た感染源に犯されやすいのです。動物性の食品には、サルモネラ（卵）、リステリア（チーズ）、BSE（狂牛病）（牛肉）のような細菌が含まれ、その菌に人間が感染する危険性があります。今のところわかっているのは、このようなものですが、現在まだ原因が解明されていない病気の中にも、動物性食品が感染源のものがもっとあることが、将来わかってくるかもしれません。

ですから、栄養価が低く、汚染されており、毒性や感染性や抗原性をもつものが、現在生産されている食材にはかなりあるということです。年配の人は、昔と比べて野菜や果物や肉の本来の味がしなくなったとか、大量生産される鶏肉は魚の味がする（魚の餌を与えられて養鶏している場合が多い）と嘆くことが多いのです。実際、庭で家庭菜園を作って採れた野菜と、店頭で買い求めた、外見は綺麗だが栄養が薄い野菜を食べ較べると、味の違いに驚くことでしょう。

食品の加工

市場で流通させやすい形に食品を加工すると、食材が本来もっていた繊維質や食物繊維や必須栄養分は取り除かれてしまうので、悲しいことに食物としてはさらにひどい状態になります。加工技術は、未精製粉は精製粉に、玄米は白米に、赤砂糖は白砂糖にと加工する精製技術の流行でさらに進みました。加工の過程で、重要なミネラルやビタミンや、（ビタミンなどの作用を促進するのに不可欠な）補助因子が失われてしまいます。そのうえ、加熱加工、漂白、染色、風味付け、乳化、安定化の工程での化学物質添加を通して、ビタミンや酵素が破壊されますし、プラスチック容器とガンマ線照射による影響が食品に出ることは言うまでもありません。食品がプラスチックの容器や瓶に入っていると、毒性をもった化学物質が中身に溶け出してくると考えられます。それに、現代では腐敗を防ぐために、果物、野菜、スパイスに放射線が照射されています。このような処理はどのぐらい危険かということについては、まだほとんど分かっていません。

加工食品の包装紙に記載された賞味期限の日付は驚くほど先になっており、そこから明らかなことは、現代の食物は事実上活性を失っているということです。普通なら自然に腐敗するものを、それを阻止することに、製造業者は大きな関心をもっているのでしょうが、問題は、食物の生命力が完全に駄目にされてしまう危険性です。私たちが食べるのは、生命力の溢れた自然な食品でなくて、化学物質づけになった抜け殻なのです。このことを最もよく表せるのは、キルリアン写真でしょう。キルリアン写真とは、物質から放射される生命エネルギーを視覚化したものです。有機農法で未精製の小麦粉で作ったパンをキルリアン写真に撮ると、数センチのエネルギーフィールドが写っているのに対して、漂白された粉で作ったパンを撮ると、全くエネルギーフィールドが写っていません。

次には、調理のしかたにもメスを入れなければなりません。例えば、高温で揚げた食材は、高温には耐えられない酵素やビタミン類が変化してしまいます。油で揚げると、調理の過程で、食物の脂肪分の中に危険で不安定なフリーラジカルが作られます。炭火で焼く場合は、もっとひどくなります。特に肉の場合は、煙の中にある炭化水素がこのプロセスを加速します。（サラミの場合のように）岩塩を使って保蔵処理をすると、腸内で亜硝酸ナトリウムが発がん性をもったニトロソアミンに変化する可能性があります。

食物を電子レンジで調理した場合も、電磁波は非常に高いエネルギーで、油で揚げる以上に高熱で食物を熱するので破壊的な影響を食物に与えるでしょう。このような理由で、電子レンジで調理した食品は、必ずそのあと少しの間そのままにしてから食べてください。調理後すぐ食べると、のどや胃で高いエネルギーを放散させてしまう危険性があるからです。食品を冷凍することは、本質的にはそれほど悪いことではありません。しかし、食物は冷凍庫の中でも、時間とともに徐々に劣化していくので、冷凍庫に食品を何か月もおいておくようなことはしないでください。

従って、現在製造されている食品は、外見は素晴らしいけれど、栄養価も低く、化学物質や成長促進剤で汚染されており、おまけに繊維質が非常に少なくて、生きているというより、死んでいると言ったほうがよいような結果になっています。

水

水道の蛇口から私たちが飲んでいる水も、汚染されている可能性が高いでしょう。水にプラスティックや石油化学物質や農業の各産業での副産物がどのように影響を与えているかは、まだ定期的に測定するようになっていません。例えば、有機塩素系殺虫剤はホルモンに似た作用をもち、ホルモンに関係するがん（最も一般的なのは、肺がん、乳がん、前立腺がん）の増加の原因になっているかもしれません。もちろん、食品と水は安全だと言うこともできるのかもしれませんが、それは、汚染物質が特定でき、その数値が測定でき、関係者の利害がからむために情報公開が抑圧されたりしないことが明らかな場合に、初めて有効な情報になります。

食事の摂取量

西洋人の大半は、単純に言って食べ過ぎています。英国では成人の60％以上が適正体重を超えており、米国では、その比率がさらに増えます。世界の裕福な国々で痩身用製品に消費される金額は、第三世界の国々での飢餓の問題を解決できるほどの額であろうと言われています。もし私たちが飢餓状態になったとしても、比較的少量の食物で十分空腹を満たすことができることでしょう。

しかし私たちは、ほかの理由からさらに食べ進んでいってしまいます。もし食べている食物が繊維質に富んだ低カロリーのものなら、そうひどくはないのですが、実際はそうではありません。肥満が起これば、問題になります。太ると身体を動かすのが億劫になり、運動をしなくなります。そうすると、身体がだるくなり、関節の問題が悪化していきます。また高血圧と血行の悪さの危険に晒されるので、手術が必要な場合にも、麻酔時の危険性が高まります。

私たちは、太ることで自分のイメージが悪くなることに悩み、ストレスを受け、ダイエットと過食に走ります。昔からよく知られた肥満にまつわるこれらの問題点以外にも、肥満とがんにかかる率との関連性が、新たにわかってきました。戦争中の収容所では、栄養状態が悪い女性に乳がんがほとんどなかったということが分かっており、その後、高カロリーの摂取と乳がん、前立腺がん、大腸がん、卵巣がんとの関係が分かってきました。動物を用いた実験では、餌を30％減らすことで、がん細胞の増殖が止まり、生存年数が2倍になりました。さらに動物実験では、蛋白質、糖分、脂肪の摂取を減らすと、がん細胞の成長に直接的に影響を与え、がんの発生が大幅に減少することが認められました。

これらの実験は、人間を使ってする（がん細胞の成長に対する効果を計るために、無作為に作られたグループで、低カロリーの食事を長期にわたってとってもらう）ことなどほぼ不可能ですが、脂肪が多くのがんと関連性をもっていることは明確になってきており、特にホルモンに関係したがん（乳がん、卵巣がん、子宮ガン、前立腺がん、精巣がん）と大腸がんについて、その関連性が言われています。動物性の脂肪のほうが、植物性の脂肪の場合よりずっと関連性が強く、裕福な国のほうが貧しい国よりも、がんの発生率がはるかに高いのです。脂肪は、がん発生の原因というわけではありませんが、ひとたびがんが発生した場合、脂肪はがんを促進すると考えられています。

❖肥満だとがんの発生率が50%高くなる（全米がん協会）。

飲　料

西洋での肥満の原因は、糖分が添加された飲み物とアルコールによる過剰なカロリー摂取でした。20年前は、大抵の人が食事をしながら飲むのは水で、アルコールや甘味が入った飲み物は、特別な機会のためにとっておいたものです。しかし現在では、炭酸性のアルコール飲料や、ビール、ワイン、お酒、炭酸飲料、それにコーヒーや紅茶の中にミルクと砂糖を入れて、１日に1000キロカロリーも過剰に摂取している人も珍しくありません。また、私たちは「無意味なカロリー」にふりまわされてしまっています。つまり、何の栄養もない食物なのに摂取し、そのせいで自分を肥満にしてしまいます。

脂肪組織はホルモンを作ることで知られています。そして、このメカニズムによって、太るとがんになる危険性が高まるのかもしれません。前にも述べたように、肉から直接摂取するか、間接的に酪農製品から摂取する動物性の脂肪の中に危険因子が含まれているせいかもしれません。動物性の脂肪には、動物のホルモンや成長を促進させたり、牛乳の産出量を増やすために使われた促進剤や、飼料や草や水から摂取した化学物質が含まれています。つまり、摂取した動物性の脂肪と体内にある脂肪は、有害になる可能性のある物質を製造し蓄積するので、がんになる危険性が高まります。鶏肉や魚の脂肪分は、他の肉と違って皮下にあり、肉の中に混じって入っている脂肪ではないので、(皮を取り除くことで) 調理の前に取り除きやすいのです。

食べ方

次に、食物を消化し、そこから栄養分を得るためには、どのように食べたらよいかという問題を考えます。食物を消化してよく吸収するためには、私たちはリラックスしなければなりません。ストレスがかかったり、急いでいたり、他のことを考えていたりすると、私たちの神経系は覚醒した状態になります。これは、脳や筋肉がよく働いている状態です。つまり、行動したり、考えたりでき、闘うか逃走するかできる状態です。しかし、これは、身体が通常行っている働きを犠牲にして保てる状態なのです。実際、自分の身体に「注意」を向けて、消化、吸収、代謝、免疫系、成長、修復に意識を向けるということは、私たちがリラックスした状態でなければうまく働かないのです。つまり、かなりよい内容の食事をとったとしても、リラックスできないと、栄養面での恩恵が受けられないということを示しています。このことの極端な例は、赤ん坊の発育不全症候群に見られます。身体接触が少なく、結びつきや愛情が欠如している赤ん坊は、恐れや不安感ですみやかに発育できません。このような状態では、食物の吸収と成長が実質的に止まってしまいます。

ストレスがかかり、忙しい現代のライフスタイルでは、他のことをやりながら食べたり、車の中で食べたり、電話をとりながらなど、ほかのことを沢山しながら食事をする機会が多いでしょう。そうなると、私たちの消化器や栄養分は犠牲を強いられます。ゆっくり食事を味わえるかどうかは、文字通り時間と空間を自分に与えて、身体面だけでなく、感情面でもスピリチュアルな部分でも、自分に養分を与えられるかどうかの、明らかな目安になるでしょう。

慰めの食事

食べ物は、感情面を支える小道具としてよく使われます。人間は、食べることで、あるいは、食べないことで、気持ちを慰めたり辛さを取り除くようにしています。人によっては、食べることを自分の意志でコントロールし、何も食べないことで、人生で自分がコントロールする権利を再構築したりし、時には、拒食症になるところまで行ったりします。甘味が強いものや、脂肪分の多い食物は、ある種の毒性をもち、そのため身体のバランスを取り戻すようにしなければならないので、鎮静効果を与えます。ですから、人によっては、そういった食物が精神安定剤の役割りをすることがあります。食生活を変えようとすると、何年も抑圧していて、自分では対応できないと感じていた感情が突然出てくる人も多いかもしれません。この種の状況は、アルコールやドラッグに依存するのと同じように、食物に対する依存性につながるかもしれません。時には、本人にアレルギーがあるような食物に対して、中毒症状を示すことがあります。なぜなら、アレルギー症状や眠気が身体に表れることで意識がそちらに行き、不安感や苦しみが一時的に軽減されるからです。これは、食べるという慰めを通して、他の人たちからコントロールされることを許す結果になります。

無意識の内に、家族に沢山食べさせることで、彼らをコントロールしようとし、家族からは依存され、自分の気持ちも家族に執着している人たちは大勢います。

社会生活と食事

私たちが食べるものと身体が必要とするものとの関係を歪めている要素としては、社会生活における食事の役割があります。接待は、そのほとんどに食べ物や飲み物が関わってきます。そしてパーティー用の食事は、ペストリー、ケーキ、ポテトチップス、ビスケット、揚げ物、焼き物が溢れ、それを甘い炭酸飲料かアルコールで流し込むことが多いのです。このような状況では、1回に数日分のカロリーを摂取したことになるでしょう。

レストランで食事をするというのは、最も人気のある娯楽です。もちろんファーストフードは店や自宅でいつでも食べることができ、宅配で昼も夜も頼むことができるので、このような状況をますます悪化させます。しばしば起こるのは、家に人を招いた側が、客にもっともっとと食べ物を出し続けることです。

食事は、人を楽しませるエンターテインメントとしてや、社会的な人間関係をスムースにするための方法としても、用いられています。

そのような社会生活で食される食事の大半は、栄養学上人体に必要な要素とは何の関係もなく、20世紀末の健康やライフスタイルに歪んだ影響を与えてしまっています。

1日3食のパターン

何かを考えていて、食事を早く済ましてしまうという問題だけでなく、1日の内でいちばん重い食事が夕食であるという傾向が、ますます増えています。しばしば、朝食はコーヒー1杯、昼は簡単なサンドイッチですまして、夕食がその日のいちばん重要な食事になることが多いのです。このような食事の配分は、身体の代謝に混乱をきたします。というのも、いちばん沢山エネルギーが必要な時間帯には、食事で摂取できないので蓄積されているグリコーゲンと脂肪のような物質からエネルギーを得なければいけません。夜は、眠る時間なので、ちょっと前に食べた食事からのエネルギー量が多すぎると、溢れてしまいます。この状態の問題点は、本来はその日に必要なカロリーをとり、使いきるのではないことで、エネルギーを生み出す栄養分を蓄えては放出するということを2度行っているだけでなく、必要な量以上のエネルギーを貯えてしまう点です。これは、日中血糖値が低い時には、身体は効率のよい代謝モードになっていて、蓄積されているエネルギーをできるだけ放出しないようにするためです。その結果、体重が増加し、夜寝ている間に食物はさらに多くの脂肪となって貯えられ、日中エネルギーに変えて使われる分は、それより少なくなるということです。

従って、メインの食事を日中食べて、夜は軽食にするような食習慣にするか、東洋の食習慣にあるように、朝食にいちばん量の多い食事をもってくるとよいでしょう。もちろん、ここでも必要なことは、全体に食べるスピードのペースを落とし、食べるということを、１日の生活の中で重要な部分にしてほしいということです。

ダイエットと過食　ファッションとの戦い

現代のブラックジョークのひとつと思えるのは、社会の60％の人が適正体重を越えていて太り気味だというのに、ファッションは、健康的に痩せて引き締まった体型のスリムな人間をイメージして作られ、その方向にみんなが向わなければならないことです。実際、多くのファッションモデルは痩せすぎで、明らかに拒食症の範疇に入っています。このことは、私たちが自分の身体や食習慣をコントロールできていないことに自己嫌悪していることを、示しています。メディアは、この自己嫌悪感を明らかに意識し、そこをついて際限なく洋服や美容用品、痩身器具などに投資するようにさせて、「完璧」な状態を手に入れようとさせます。

ダイエットの効果に関する研究では、ダイエットをした後には、リバウンドして元の体重に戻るか、ダイエットをする前よりかえって太ることが多いと分かっています。これは、前に説明したような問題によるためでしょう。つまり、私たちの身体は、少ししか食べないと「断食モード」に入って、蓄えてある脂肪を燃やすので、非常に効率よくできています。ということは、また普通に食べるようになった時に、その余分は脂肪として蓄積されてしまいます。

喜劇女優のドーン・フレンチは、太り気味の女性が、そのままで自分は魅力的であると感じられるように、勇気づけています。彼女の店「1647」では、店の名前が示しているように英国の女性の47％は16号かそれ以上だということを強調しています。女性が今の自分のままでよいと感じられ、よく見られる、ダイエットと拒食を繰り返す悪循環を断ち切るように助けることは、賞賛に値しますが、肥満があらゆる病気とつながっていることも、避けられない事実です。適正体重に戻る健康的な方法は、よりよい食生活と精神的なサポートと適切な運動です。

環　境

私たちが食生活を変えなければならない重要な理由として、他には、食習慣が環境に与える影響があります。低エネルギーによるテクノロジーで食物が地域ごとに生産されて、地元で消費されている場合は、8キロジュールの食物エネルギーを生産するには、平均1キロジュールのエネルギーインプットが必要です。

現在では、集約農業で食物が生産されることにより使われるエネルギーは、機械の製造及び稼動にかかるエネルギー、肥料の製造、運搬、加工、包装、食品の店頭への輸送（世界の果てから、果てまでもありえる)、店内での商品の移動、一般市民が商品を購買するために店との間を往復する時の交通手段とエネルギーが消費され、1キロジュールの食物エネルギーが生産されるごとに、50キロジュールものエネルギーを投じています（※7)。これは極端な数字であり、このままでいけば人間は、今使えるエネルギーを使い尽くす方向に確実に向っていることが明らかです。

しかし、この全体像を大きく歪ませているのは、動物性食品の消費へのシフトです。植物性食品に比べて、動物性の食品はずっと多くのエネルギー消費が必要だからです。例えば、1ポンドの牛肉を生産するのには、同量の栄養価をもつ穀物を製造する場合の10倍のエネルギーインプットが必要です。言い換えると、肉食の場合の10倍の人数を、ベジタリアンの食事なら養えるということになります。メッセージは、環境問題の観点からも明らかです。動物性の食品より野菜中心に食生活を変えないといけないということです。その野菜も、地元で有機農法で栽培されたものを使います。最も近場での栽培場所は、自宅の庭です。そして、これは理想的な解決法です。もし、少しでも土地をもっていたら、野菜を有機農法で自宅で作るのがいちばんです。

がん、食餌療法、免疫機能と防護作用

がん患者とがんを予防したい人にとって重要な質問は、「不健

康な食生活は、がんになることとどう関係があるのか？　食生活を変えることで、どのようにがんを予防できるのか？　あるいはがんの進行をくい止められるのか？」というものです。

がんと食生活の関係で問題にされるのは、肉食と動物性脂肪の摂取と、ビタミン、ミネラルと野菜（フィトケミカルと呼ばれる植物化学物質を含む）の摂取不足です。ベジタリアンは、食物繊維を多く摂り、脂肪の摂取を減らし、植物性の食品に含まれる植物化学物質を幅広く摂取することで、がんから守られています。

❖ベジタリアンは、そうでない人よりがんで亡くなるのが40%少ない（※8）。

❖動物性脂肪を摂取しない人は、そうでない人に比べて、乳がんの発生率が30%少ない（※9）。

❖動物性脂肪を摂取しない人は、そうでない人に比べて、大腸がんの発生率が25%少ない（※10）。

がんの原因としての不特定要素には、よくない食生活によるエネルギーの低下、重要なビタミン・ミネラル・必須脂肪酸の消費、その結果の組織の機能低下、慢性的な毒素蓄積が含まれます。このことは、前にも述べたように、ストレスにより悪化し、食物の吸収低下につながります。前述のように、人口比でのがん罹患率についての研究者は、すべてのがんの35%は西洋型の食生活に起因し、30%は喫煙に起因していると述べています（※11）。ということは、もし自分で自分の健康に対して責任を負う態度をとるようになれば、がんの65％はなくなるということです。

大雑把に言えばがんを促進するのは、肉や脂肪分の中に含まれる物質で、これらの物質や環境汚染物質から私たちを守ってくれるのは、ビタミンやミネラルの働きのようです。食物繊維が豊富な食事は発がん物質の体内への吸収を制限します。生の植物性の食物も、私たちを守り、健康でいられるように助けます。ビタミンとミネラルは免疫系に直接働きかけます。ビタミンとミネラルはがん細胞の増殖を直接抑制すると推測できます。

身体の防護機能や治癒力は、よい栄養状態とバランスのとれた食生活にかかっています。出血量をコントロールしたり、傷の治癒や、感染に対して闘うのは、ビタミンとミネラルとエネルギーのバランスがとれていて、蛋白質のバックアップが効果的に起こるかどうかにかかっています。毒素排泄で身体に負担がかかると、免疫系や治癒力も含めて組織の機能が損なわれます。

他にも、重要な要素としては、身体はまずストレスつまり緊急事態に対応することになっています。脂肪、塩分、糖分、蛋白質が体内に過剰摂取されると、生理学的に緊急事態が生じます。このような状態が起こると、身体は免疫機能を犠牲にして、体内に蓄積されているエネルギーをホメオスタシスに使おうとするので、免疫力は損なわれてしまいます。小さなことですが、重要なのは、身体に種々雑多な物質が取り込まれ、特にその物質が自分の組織によく似ている場合には、異物の組織を認識するように免疫系が働き、その組織に対する抗体を作ることです。この作用が、現代のまだ原因が解明されていない病気のいくつかに関係しているかもしれず、リウマチ性関節炎や甲状腺の病気や糖尿病のような自己免疫疾患にみられるように、動物組織からの抗原の刺激が、同一個体内の組織に対する抗体を作り出す結果になるのかもしれません。自己抗体が過剰に生産され、外部から「侵入してくる蛋白質」の監視が強まると、「内部にいる敵」を監視すべき免疫機能が十分働かなくなり、がん細胞が発生します。

しかし、ストレスがかかったり、何かを恐れていたり、悩みで頭がいっぱいになっている人は、その環境下で、自分を脅かすものに対抗することが優先し、免疫機能や自己防護作用は二次的なものになるということを既に述べました。その結果、多くの人の免疫機能がすでに低下しているのです。

米国では、1983年に政府のガイドラインとして、がんを予防するためには、脂肪の摂取をひかえ、野菜、果物、食物繊維の摂取を増やし、アルコール、保存料、燻製をひかえることが大事であると、発表されています。英国では、農家と食品業界から圧力が加えられ、医療関係者の抵抗にもあって、このようなガイドラインは打ち出されないままになっています。

ブリストルがんヘルプセンターで最近行われた調査では、1980年から1994年の間に発表された同じ分野の研究者による検閲済みの学術研究の中に、「食生活とがんにかかりやすい傾向性との関係」を指摘しているものが6000点もあることがわかりました。これは、このテーマについて学術的な関心をもつ研究者が、栄養に関するデータベースとして関連した研究を収集したものです。食物と食習慣とがんの関係は、この膨大な証拠からでも、まだ完全には解明できないかもしれませんが、「何故、食生活を変える必要があるのか？」という私の問いの答えには、少なくともなっていると思います。がんとその他の文明病のリスクを減少させるために、そして人間が飽食を追求して、環境を破壊している観点からも、食生活について考えなおす必要が差し迫っています。

では、この問題をどうしたらよいか？　という次の問題に移りましょう。

2章 食生活の変え方

食生活を変える必要があるという情報を耳にすると、一挙に食事内容を変える人たちもいます。ブリストルがんヘルプセンターから帰って、自分の家に帰るやいなや、台所にいって、冷蔵庫や冷凍庫や戸棚の中にあった食料の半分くらいをゴミ袋に捨てて、その日から新しい食生活をスタートさせたという人たちを知っています。しかし、このような人は少数派であると言わねばなりません。何を買うべきで、どう調理したらよいかの情報が不足しているために、大抵の人にとって自分の食生活を変えるのは非常に難しいのです。時間とお金の問題や、食べることと精神的な面とのつながりや食べ方の問題を考えなければなりません（それに、どんなよい動機であろうと、家族や友人から受ける抵抗などもあります）。

いちばん大事なことは、食生活を変えた時に、それが継続できることであり、そのためにストレスがかかったり、続けられずに失敗したと感じたりしないですむことです。もし、そのようなストレスがかかれば、心身の全体的な健康にとって、かえって逆効果になってしまいます。ですから、食生活を変える前に、実践しようとしている内容についての正確で十分な情報とサポートが得られ、なすべきことが明確になっていること、またもし治療のために、食事に支障をきたしていたり、消化に問題があったり、体重の問題や排泄の問題がある場合は、その点についてのアドバイスを得たうえで、万全の準備を整えておくことが大事です。

準　備

どのようなことを達成するにしても、最初に必要なことは、周囲の十分な支援を得ることでしょう。これが成功への第１の鍵です。まず、自分の食生活を変えることについて、家族と話し合う必要があります。食事は単にがんの患者さんだけの問題ではなく、誰にとっても大事なことなので、家族が全員同じ食生活に切り替えることができればいちばん理想的です。家族の方に、この本の最初の部分を読んでもらうか、一緒に話し合い、あなたにとって食生活を変えることがどれほど重要か、またそれには、家族の協力を得ることが必要であるということを、十分説明してください。もし、ご家族があなたと同じ食事に切り替えることに同意しないなら、せめて、あなたが食餌療法をやりにくくなるような食べ物を勧めたりはしないで協力してくれるように頼むとよいでしょう。もしあなたが料理をする立場にいるなら、２種類いつも作るようなことは期待しないでもらいましょう。家族が自分の食生活を変えるのに強く反対する年齢に達しているなら、自分の食べたいものを食べるためには本人に自分で作ってもらうようにしましょう。

そうしたほうが、あなた自身が食べたくなる誘惑にかられなくて済むし、説得しようと疲れなくてすむので、賢明な解決法でしょう。また、市販されているベジタリアン用の肉の代用食材（ベジタリアン用ひき肉、ソーセージ、ハンバーグステーキ、ステーキ）を使えば、気が進まない家族も、抵抗なく切り替えることができるかもしれません。

次に、友人や職場に、あなたが食生活を変えることを知らせます。最初は、他の人が嫌がるのではないかとか、生活しにくくなるのではないかと、少し心配になるかもしれませんが、新しい食生活を確立することができたら、友人を家に食事に招いて、自分の食生活を体験してもらうくらいの気持ちでいるとよいでしょう。友人も、あなたに必要な食事は何なのかを、すぐに理解してくれると思います。それに、友人にとってもよい食生活に切り替えていくための準備になるでしょう。職場にも、健康によい食事を持っていくようにし、他の人たちがどのような反応を示すかを観察し、そのような考え方に少しずつ馴染んでいくまで、様子をみます。

また、自分に必要な専門家のサポートの内容を決めます。ブリストルがんヘルプセンターでは、経験豊かな栄養療法士と料理長が段階を経て食生活を改善していく方法を指導し、サポートしてくれます。新しい食生活へ移行する期間には、定期的に当センターか他の場所で、栄養療法士に会ったり、ホールフードの料理コースに参加する必要を感じる人もいることでしょう。このような専門家のサポートを得ると得ないでは随分違うので、そうされたほうがよいと思います。

1章「慰めの食事」の項で気づかれたように、食生活を変えるのは難しく、不安感にとらわれたりします。もしそのようなことがあった場合は、カウンセラーに会うようにするとよいでしょう。過去の抑圧された感情が湧いてきたということは、その感情を処理して、プラスの方向へ向う自分の変化に統合していくよい機会です。そうなれば、身体面と精神面の両方での効果が同時に得られるでしょう。このことは真剣に取り組むべき内容です。食生活の乱れの悪循環は、奥にある感情面の問題を解決しない限り、それを変えようという折角の努力の妨げになるからです。

もし、あなたのパートナーや家族が協力的でなかった場合、他のやり方としては、あなたと一緒に改善に取り組む仲間や友達を見つけるという方法があります。誰か友達を説得するか、ホールフードの料理コースやブリストルがんヘルプセンターで知り合った人と組んでやると、改善していく道のりで起こったことを話し合ったり、うまくできた時に誉めあったり、失敗を笑いあったりできるでしょう。

情　報

第2の成功への鍵は、関連した情報をすべて集めておくことです。願わくば、この本を読み終わるまでには、そのような情報が得られたと思ってくださるとよいのですが。前に栄養療法士に定期的に会うように言ったのは、このような理由からです。そうすれば、食生活を切り替えていく途中で湧いてきた疑問に、答えてもらえるからです。

あなたに必要となってくる情報は下記のものです。

◉食べるべきもの、食べてはいけないものについて説明している、食生活に関する明確なガイドライン
◉入手可能な食材と、市販されているものの内何を買うべきかの注意
◉最初の数週間実践できるようにする、食生活の計画
◉摂取している食物を栄養のバランスのとれたヘルシーな内容にするための栄養面に関する情報
◉よい献立集

これらの内容については、3章で詳しく述べます。理想的な献立が満載されている料理の本としては、ジェーン・センの「ヒーリングフーズ・クックブック」があります。

成功への第3の鍵は、自分の選択と目標設定について、明確にしておくことです。つまり私の言いたいのは、ヘルシーな食生活への改善と、入手できる食材に関する情報をすべて集め、その内容を理解したら、どれくらいの段階まで自分の食生活を変えるのか、どれくらいの期間続けるのか、どのような順序で実践していくのか、などを決めます。「春の体内掃除」ダイエット（4章参照）とか、断食やジュースだけから始めたいと思う方もいるでしょう。または、少しずつ変化させて、徐々に移行していこうと考える方もいらっしゃるでしょう。

全体的なプロセスは3章の「計画」という項で説明します。

第４の重要なステップは、もしがんのために、食事が摂りにくかったり嚥下障害や消化不良、吸収不良、排泄の問題、体重減少などがある場合は、ブリストルがんヘルプセンターやその他多くのナチュラルヘルスセンターにいるホリスティック・ドクター（ホリスティックな観点をもった医師）と話すことです。医師は食事内容を工夫して、適度な食事が摂れるようにし、体重を維持しさらに増加させるなど、消化機能に関する問題に対処できるように指導します。

ほかにも、考慮に入れるべき重要な点として、腸に対する化学療法と放射線療法の影響があります。化学療法は、大腸の蠕動《ぜんどう》運動を低下させ、腸壁に刺激を起こす可能性があるので、治療中は、比較的植物繊維が少なくて腸に負担を与えない食事が必要です。腸に放射線をあてる場合も、一時的に腸の機能を妨げるので、同じく繊維質の少ない食事に切り替える必要があります。ヘルシーな食事に変えた人たちは、人工肛門形成手術を受けた患者も含めて、概して数週間の内に腸の調子がよくなったと報告しています。しかし、ここにあげたような問題やその他の問題がある場合は、まず医師に相談されるのが賢明でしょう。

移行をスムーズにするには

食べ方を変えることについては、探検するとか新しく創造するという気持ちで取り組むのが理想的です。これまでできたことを奪われるように感じるよりは、冒険に乗り出すような心構えをもつという意味です。野菜や果物や穀類や豆類は、素晴らしく豊かです。試してみたらよい、野菜を中心にした献立は世界中に数限りなくあります。覚えておいて頂きたいのは、世界の人口の大多数は野菜中心の食生活をしているということです。東洋や中近東のベジタリアン料理を西洋に紹介した本もありますし、沢山の人がメキシコ料理、イタリア料理、スペイン料理、中華料理、インドネシア料理、フランスのベジタリアン料理についての本を出版しています（巻末の参考文献参照）。

他にも、私が保証できるのは、ヘルシーな食生活に変えると、心身ともに調子がよくなるということです。食事を変えた人たちは、口を揃えて、エネルギーが満ちてきて、幸福に感じ、元気になって寝起きがよくなったと言っています。花粉症や喘息やリウマチ性関節炎などのアレルギー症状が軽減するなど、ほかの面でも健康になるのは、言うまでもありません。肌の状態がよくなり、たいてい余分な脂肪が徐々に減少します。このことを正しく知っていることは大事です。がんと関連した病的な体重減少とは全く違うことを、きちんと認識してほしいのです。しかし、がんの症状が重篤な場合は、やはり医師の監督下ですべてが順調に進むようにし、体重が落ちすぎないようにします。

食の楽しみを奪われたように感じないためには、それまで食べていたものをやめる前に、まず食べられるものを新しく加えるようにします。最初にするとよいのは、果物を沢山食べることで、１日に少なくとも果物を２切れ食べるようにします。次に野菜を１日に２回は食べ、ほとんど毎回の食事でサラダを食べます。野菜の調理法をいろいろ試してみると、ますます野菜を料理するのが面白くなってくるでしょう。違った種類のサラダを作るようにすると、サラダが食事の大きな部分を占めるようになっていきます。

次にすることは、1日1回でよいから、食餌療法のガイドラインに沿った食事内容になるように変えていくことです。朝食は比較的変えやすいので、まず朝食から始める人が多いです。次に昼食を変え、夕食という順に変えていきます。ここでもまた、古い習慣をやめる前に、新しいことを導入します。つまり野菜の献立で1週間続けられるくらいまで学んでから、完全に食事を切り替えるようにします。毎週必要になりそうな定番の食材の買い物リストを用意します。そして、買い物に行く前には、このリストをもとにチェックします（買い物リストの例が3章に出ています）。

もし、簡単で速くできるメインの献立が5種類できるようになったら、それをウィークデイに作り、週末に新しいメニューを試してみるようにします。

このプロセスを通して、あなた自身の食事に対する扱い方や心遣いに、微妙な変化が生まれることが期待されます。ホリスティックな癒しが起こるプロセスでは、あなたが自分自身をより深く知り、自分に必要なものに気づいていくことになります。自分自身に合った形で栄養を摂る方法を学ぶことは、自分をより大事にし愛するということの、具体的な現れであり、ほかの面に関しても導入していけることでしょう。このことは、質のよい、栄養のバランスのとれた食事というだけでなく、食物の色や質感や献立を考え、買い物をし、調理をして、配膳することを含めた、非常に豊かでクリエイティブなプロセスです。

食物に意識を向ける

いったい、私たちはどのような食べ方をしているのかという問題を考えてみましょう。

前にも述べたように、私たちのほとんどが、食事をする時には、実際もっと時間をかけて、消化のための食後の時間も余裕をみるべきなのは明らかです。私としては、昔ながらのテーブルのセッティングのしかたを、また復活させるように、お勧めします。テーブルをきちんと用意して料理を綺麗に盛って並べるか、あるいは別のやり方でも構いませんから、食事を楽しめるような工夫を何でもしてみるとよいでしょう。できるだけ早くテーブルについて、急いでかきこむようなことはしないでください。食後はテーブルでリラックスして、家族や友人と１時間も団欒するヨーロッパの人たちを見習ってください。もしひとり暮らしなら、食後リラックスして本を読むなりして、すぐに何か他のことをしなければと考えないことです。

このようにすることで、食べるということは私たちを違ったレベルで養ってくれることでしょう。つまり創造力や官能的な感覚や霊性が養われます。日本の人が茶道で体験している、自分をふり返る静かな時間にもなりえるでしょう。食事の準備に愛情や注意や集中力を注げば注ぐほど、より素晴らしい味の食事ができ、より深いレベルであなたに養分を与え、あなたを癒すことでしょう。

私は、あるとき、オランダのロッテルダムのゾンネメイアというマクロビオティックのレストランに行きました。コースの料理が出されるごとに、その質の高さに私は驚いてしまいました。しかしこれは料理長の腕前や技術面というより、むしろ食事を作るために注ぎ込まれている作り手の愛情と注意に関してでした。コース料理の品は、それぞれ優美に盛り付けられていましたが、そのクライマックスは、果物でミニチュアの庭を模した花畑の間に赤いスグリの枝が立っているフルーツサラダでした。食事が終る頃には、このシェフはとても素晴らしい特別な人だということが、私にははっきり分かりました。キッチンにシェフをたずねると、禅の僧侶で、食材を自分で育て、調理し、配膳すること自体が彼の瞑想になっている人であることを知りました。彼は、キッチンの中での私語を許さず、スタッフは（シェフを尊敬しており）、優しく愛情を込めて精神を統一した状態で非常にクリエイティブな態度で料理を作っているのでした。彼は、作った料理がリフトでレストランへ送られていく時に、料理に祝福を与えているのでした。確かに、ひとくち食べるごとに、その料理を作るために注ぎ込んだ彼の心づくしの愛情や祝福は、確実に私に伝わってきたのです。

このようなことに関するもうひとつの顕著な例は、前にも述べたキルリアン写真です。全粒粉のパンのキルリアン写真には、漂白した小麦粉で作ったパンの写真の場合の10倍のオーラが写っており、有機農法の粉で作ったパンは、漂白した粉のパンの２倍のオーラがキルリアン写真に記録されました。マクロビオティックでは、食感や歯ごたえと味を十二分に楽しむと同時に、消化にもよくなるように、食物を口中で50回嚙むように勧めています。このような観点からのアドバイスは、日常に当てはめにくいかもしれませんが、私たちがどのように食事を調理し食べるかについて、意識の片隅にとどめておくようにすべきでしょう。そうすれば、自分と食事の関係や自分の健康への取り組み方や生き方も、より健康的になっていくでしょう。

3章 食べ方の何を変えるべきか

健康によく、がんの予防や治療に適した理想的な食事は、ホールフードで、オーガニック（有機栽培）で、ベジタリアンの食事で、必要に応じて（過剰な体重減少や集中的な医学的治療の場合）、オーガニック（有機栽培の飼料による）な魚、鳥肉、鶏卵を足します。栄養面での変化は、野菜、果物、穀類、豆類（食物繊維）の摂取量を増やし、蛋白質、脂肪、塩分、糖分、化学添加物、刺激物の摂取を控えるということです。これは、身体に負担の少ない軽い食事で、体内を掃除し、身体が無理なく対応できる形で、最も栄養価が高く、エネルギー源となる食生活になります。

この食生活に変えると、その結果、エネルギーが増し、頭がすっきりし、肌の状態がよくなり、腸の働きを高め、吐き気や胸焼けや便秘や痔の症状を軽減します。このような形の食事に切り替えると、関節炎、喘息、湿疹、糖尿病などの症状をかかえている人にも明らかな効果が認められ、症状が完全に小康状態になったというケースもあります。

このような食事が、がんと共に生きる人にとってよい点は、がんの治療を乗り切りやすくなるということです。化学療法と放射線療法は、体内に毒素をもたらすので、食事が身体にかける負担が少ないと、治療により生じた毒素に身体がずっと効率よく対応できるわけです。これらの治療を普通の食事を摂りながら受けたあと、今度はヘルシーな食事に切り替えて同じ治療を受けた人たちは、吐き気や衰弱の度合いが著しく軽減したと報告しています。ですから、理想的にはがんの治療に先立ち、食事の内容を切り替えることが望ましいのです。では、具体的には何を食べることになるかを、説明しましょう。

勧められる食事

1　ホールフード……すべての食品は完全な形で、添加物なしで、また何も処理しない、何もとり除かれない形で摂取する。例：全粒粉パン、玄米、未精製粉。

2　新鮮な果物・野菜（缶詰や冷凍は不可）を毎食摂る。特に緑の葉ものの野菜を食べるようにする。例：キャベツ、ブロッコリー、芽キャベツ。少なくとも、果物と野菜を毎日5回は食べる。

3　生の食品……野菜、果物、生のシリアル、ナッツ、種。サラダやフルーツサラダ、ムースリー（穀粉、乾果、ナッツ、蜂蜜などに牛乳を加えるスイスの朝食）か絞りたてのフルーツジュースの形で、毎日摂るようにする。例：人参、リンゴ、ビーツのミックスジュース。

4　入手出来るかぎりまた経済的に許すかぎり、有機栽培の食材を使う。

5 食物繊維に富んだ食材　例：インゲンマメ類、豆類、レンズマメ、野菜、穀類

6 コールドプレス（非加熱圧搾法でとった）のオイル……調理用及びサラダドレッシングに。

7 その他　どんな食品も、偏ってそれだけを食べることは避ける。

蛋白質の摂取量を増やすために摂る食物

1 魚と鶏肉（及び狩猟でとれる鳥類の肉）……魚は深海でとれるもののほうがよい。鶏は有機栽培の飼料で放し飼いにしたものが望ましい。

2 鶏卵……有機栽培の飼料で放し飼いにしている鶏の卵を、1週間に2個まで。

極力避ける食物（特に集約的飼育法で作られたものは避ける）

1 赤みの肉……牛肉、豚肉、ラム、仔牛、ベーコン、腎臓、肝臓、サラミ、肉のパテ

2 乳製品……チーズ、バター、生クリーム、ヨーグルト、牛乳（豆乳製品で代用する）

過剰摂取を避けるもの

3 砂糖

4 塩

5 脂肪……特に、バターや肉の脂身のような動物性の脂肪

6　蛋白質……急激な体重減少がない限り、1日に約40グラムが適量。
7　保存料や添加物がある食品。燻製製品、漬物類。特に炭火で焼いた（バーベキュー）ものを避ける。
8　カフェインなどの刺激物……コーヒー、紅茶、チョコレート、コーラ、アルコール、ニコチン、市販薬。
9　長期にわたって保存されている食品。放射線を照射された食品。乾物、加工食品、電子レンジで調理した食品。何度も温めなおした食品。

よく聞かれる質問

これらのガイドラインについてくり返し聞かれる質問があるので、ここにあげておきます。

Q. 食物繊維の摂取量を増やすには、ブラン（ふすま）を食べるとよいですか？

この質問の答えは、基本的にはノーです。純正ブランは、ほとんどが繊維質でほかのものは含まれていないので、腸には刺激が強いのです。極端な話では、ブランは刺激を与えすぎて発がん性をもつといわれ、研究もいくつか発表されています。穀類、ムースリー、野菜、豆類、全粒粉、玄米などのホールフードを食べると、自然に食物繊維を摂る量が増えるので、それで十分です。

Q. 身体に本当によいのは何の脂肪でしょうか？　マーガリンは

本当にバターよりも身体によいのですか？

身体には脂肪が必要で、食事で脂肪分を摂取しなければなりません。実際、必須脂肪酸という物質（用語解説を参照）があり、ビタミン類と同じように、これがないと私たちは健康を維持できません。これらの必須脂肪酸を含む食品でよく知られているのは、魚油やイブニングプリムローズオイルやリンシードオイル（亜麻仁油）です。しかし、ほかにも種やナッツからとれるオイルには必須脂肪酸が含まれています。避けるべきオイルは動物性の食品に含まれる飽和脂肪で、特にバター、チーズ、生クリーム、牛乳、ヨーグルトそして勿論肉の脂身に多く入っています（もっとも、これらの食品も低脂肪の製品に限るとか、肉を食べる時には、神経質に脂身を全部とって残すなどすれば別ですが）。しかし、たとえそういう努力をしたところで、これらの食品は高蛋白質なので、毎日摂取すると、蛋白質の過剰摂取になります。動物性の脂肪は、特にがんと心臓疾患にこれまで結びつけて考えられてきました。従って、調理には植物性のオイルを使う、特にコールドプレスの（非加熱圧搾法でとる）オリーブオイルを使って、不飽和脂肪に切り替えることを勧めます。そして、その場合でも、適量を守って摂取し、体重の増加を防ぐようにします。

バターとマーガリンの問題は、市販されているマーガリンの多くは、加工されてしまって、水素と化合した二重結合の脂肪酸を含んでおり、これも身体の健康にはよくありません。このような物質は、製造段階で加工工程を通り、加熱し過ぎるために出来るものです。この問題のために、マーガリンを使うことを諦め、バターに変えた人がたくさんいます。しかし、水素添加した硬化脂肪酸を含まないマーガリンも市販されています。このような不飽和脂肪酸を多く含んでいるものを使われたほうがよいでしょう。

必須脂肪酸は健康維持に必要なだけでなく、がんの予防と治療にも特別な役割りを果たすと考えられています。必須脂肪酸には、オメガ6系脂肪酸（リノール酸）とオメガ3系脂肪酸（α-リノレン酸）の2種類があります。オメガ6系脂肪酸はイブニングプリムローズオイルに多く含まれており、オメガ3系脂肪酸は亜麻仁油、魚油、狩猟鳥の油に特に多く含まれています。オメガ3系脂肪酸が最もがんの予防効果が高いとされており、がんと闘っている方たちには毎日3度の食事に毎回必ずオーガニックなコールドプレスの亜麻仁油をデザートスプーン1杯加えるようにと勧めます（ただし、亜麻仁油のタイプでも石油成分を含むものは駄目です）。

かつては、カッテージチーズような硫黄を含む蛋白質と一緒に亜麻仁油をとることが勧められていました。しかし、その後の研究で、ほかの食品と一緒でも同じくらい効果的に吸収されることがわかったので、スープやドレッシングやライスに加えればよいでしょう。ほかにも亜麻仁油の使い方として、リンシードをコーヒーの豆を挽くグラインダーで挽く方法があります。リンシードのデザートスプーン2杯分からは、デザートスプーン1杯分のオイルがとれ、これを食事にふりかけて日に3回とるようにします。

Q. どういう時に、自分の食事に肉や魚や卵を加える必要があるのでしょう？　その場合、どういう肉や魚や卵を買えばよいので

しょう？

一般的な通念（実際、私たちは母親の懸念や酪農・精肉産業の戦略のせいで洗脳されそうになっているわけですが）に反して、そういう食品を断ってベジタリアンの食生活をしていても、病気にもならず、元気でいることができます。象や牛や鯨のような大きな動物や類人猿にしても草食動物だということを、忘れないで下さい。この点に気づけば、もっとベジタリアン（菜食主義）についての信頼が生まれるのかもしれません。

しかし、がんと取り組んでいる人たちの場合、ほかにも手術や化学療法のせいで、著しい体重減や組織が失われるという条件を抱えている場合があるかもしれません。ほかにも、がんの種類によって、大量に蛋白質を含んだ体液を作り出し、それが体外に排出されるために、身体の蛋白質が失われてしまう場合も考えられます。このような場合は、鶏肉や魚、卵などで蛋白質の摂量を増やすことが大事です。この点についてはホリスティックな見解をもつ医師や栄養療法士に必ず相談されることを勧めます。

ほかにも、蛋白質が必要な状態が起こるケースは、急激な運動などで身体を使うため筋肉組織を鍛える必要があるときです。これは、スポーツ選手や体操選手や激しく身体を使う人たちに起こります。しかし、現在ではオリンピックの長距離ランナーですら、低蛋白・高炭水化物の食事（魚を週２回とるだけ）をとる中国選手の好成績を目の当たりにして以来、そのような食事に従っています。しかし、これに関しても、やはりあなたの場合にどのようなバランスがいちばんよいのかと、それを達成する方法について、専門家のアドバイスを求めるようにしてください。

肉、魚、卵を買う時には、オーガニックな食材を選ぶことが大事です。１章で述べたように、食肉用の動物の組織内には投与された化学物質や成長促進剤が濃縮されて沈殿しており、すべての家畜が普通は集約的な形で育てられているので、何らかの形で毒性のある化学物質を体内にもっている可能性が高いのです。また放し飼いのものとオーガニック（有機飼料を使って育てた）なものとを区別して考えるようにしてください。放し飼いの鳥の卵や、放牧した牛の肉と言った場合、その鶏や牛は自由に動き回れたかもしれませんが、化学飼料を与えられている可能性があるからです。魚を買う時には、養殖魚でなく、天然魚を選ぶようにし、加工した魚より生の魚にします。養殖魚は化学物質を添加して増量した餌を与えている可能性があり、加工食品の魚は着色や人工香料を添加しているかもしれないからです。例えば、燻製のハドック（モンツキダラ）やサーモンは人工着色や風味づけがしてあります。ですから、いちばん良いのは遠洋でとれる天然の魚貝類です。遠海でとれるのは、ヒラメ、カレイ、タラ、ハドック、赤ヒメジ（ボラの一種）、バス（スズキの一種）、ターボット（欧州産大型のヒラメ）、マトウダイ、メルルーサ（タラ科の食用魚）などです。これらはみんな良質の蛋白源で、安全で消化によいものばかりです。貝類に関しては、汚水処理場から遠く離れた、汚染されてない綺麗な海で育ったものであるかを、特に気をつけて選んでください。貝類は自然界の中で掃除係（スカベンジャー）の役を果たしているので、気をつけます。

ほかには、野生の鳥類ですが、これも気をつけなければいけないのは、狩猟で得られる鳥は、ハンター用に飼育されているものが多く、化学物質を添加した餌をやっている可能性があるからです。できれば、本当に自然界の鳥で、集約的に飼育されたものでないことを確認するとよいでしょう。

正真正銘のオーガニック鶏卵を手に入れたければ、自分で雌鳥を3、4羽飼うのが、いちばんよいでしょう。3、4羽いれば、平均的な家族には十分な量の卵がとれるでしょう。

Q. もしベジタリアンに食事を切り替えた場合、ビタミンB_{12}を余分に摂る必要がありますか？

ベジタリアンになることで、特に心配する人が多いのは、B_{12}が十分に摂れるかどうかという点で、B_{12}が欠乏すると、貧血になるからです。この質問に対する答えは、バランスのとれた食事を摂るということです。特に、豆類、穀類、種、ナッツを毎日満遍なく摂るようにし、野菜も各種（根菜と菜っ葉類、生野菜を含め）摂ってください。もし、B_{12}のことが心配なら、時々魚を摂るか、B_{12}の錠剤で補うこことができます。

Q. この食事に切り替えると体重が減るでしょうか？

健康な食生活に変えることは、余分な体重を減らす可能性が高く、これは大抵の人にとって、歓迎すべきことです。そうなる理由は、脂肪、蛋白質、糖分、及び精製した炭水化物の摂取量が減少するからです。

しかし問題は、食事が野菜、サラダ、ジュースに偏り、パンやパスタやビスケットやケーキ、米、穀類、豆類などの炭水化物を十分に摂らなかった場合です。最初にこのような食事に切り替えると、偏りの見られる傾向が起こりがちで、そうなると、実際、痩せる目的でダイエットする人の食べるものとほとんど同じになってしまうでしょう。がんと取り組む時の食餌療法として、生の野菜を中心に摂り、そのためにバランスを崩した例があるからです。この例について読んだことがあるかもしれません。解決策は簡単で、バランスの取れた食事をすることです（その方法については、この章のあとのほうの計画と買い物の項で述べます)。経験と常識から言って間違いない方法は、もし体重減少が著しい場合には、パスタ、米、ポテト、全粒粉のビスケットやケーキを多くして、炭水化物を増やすことです。

Q. 塩分は生命維持に必要なので、塩分をカットする食事は問題を起こすでしょうか？

私たちが口にする食品は、ほとんどすべてと言っていいくらい、塩分を含んでいますので、調理する時や食卓で全く塩を使わなかったとしても、生理学的な意味で必要な塩分は十分摂れるでしょう。調理の段階で塩を加えているのは、ひとえに味をよくするためで、実際、より多くの塩を使う方向に行きがちです。しかし、コーヒーや紅茶に砂糖を入れなくする場合と同じように、うす味に慣れるのもそう大変ではありません。減塩に慣れてしまうと、今度は塩気の強い食事が身体に入るとショックと感じるくらいです。

塩分の摂取量を減らすことですぐにわかる良い点は、月経前緊張症候群やむくみに悩む人の場合に、症状が軽減されることです。普通は月経周期の最後になると起こるむくみは、体内の塩分が過剰気味だと悪化します。そうなると、イライラしたりうつ状態などに陥りやすい傾向の人は、そのような状態が出やすくなります。

塩化ナトリウムの代わりに塩化カリウム（LO-Salt）で塩味を出そうとする人もいます。塩化ナトリウムよりも塩化カリウムのほうがよいのですが、それでも体内の電解質のバランスを崩します。ですから、食物の自然の味に慣れることのほうがはるかによいわけです。塩を使わずに食品の味を引き出す方法については、後で詳しく述べます。また、実際の献立の例は、ジェーン・センの「ヒーリングフーズ・クックブック」に載っています。

Q. 砂糖だけでなく、蜂蜜も諦めなければならないのでしょうか？

１章で説明したように、白砂糖は、身体に負担をかけ肥満を招き、満足感を与えるだけで、栄養はないので、白砂糖がたくさん入った食物をやめるのは大事なことです。体内の糖分が過剰になると、感染症にかかりやすくなり、がん細胞が発生する条件を用意してしまいます。

そうは言いましたが、グルコース（砂糖の単純な形）は私たちの代謝作用の最終点の形でエネルギー源でもあります。塩と同じように、私たちが摂取する食物にはすべて糖分が含まれています。

ですから、制限した形での糖分の摂取を、少量の蜂蜜に変えるというのは、賢明な使い方で、何も害にならないでしょう。蜂蜜には（白砂糖と違って）、健康にとてもよいビタミンやミネラルのような栄養分が含まれています。ですから、甘味が必要な場合には、量を注意して使うなら、蜂蜜を使うことが許されます。

Q. もしオーガニックな野菜や果物が見つからなかったら、どうなりますか？

できるだけ、地元でとれた新鮮な野菜や果物で、旬のものを手に入れるようにしてください。野菜や果物をよく洗って、もし、スプレーが噴霧されているものなら、皮を剝くようにしてください。地場の野菜や果物を買えば、十分育つまで畑や木になっていたと考えられるので、収穫された後、輸送する最中にガスを使って熟れさせたものとは違うからです。それに、輸送の間もたせるために、さらにスプレーを噴霧されたり、冷蔵庫に貯蔵されて、活力が奪われて酵素が働かないようにされてはいないからです。

自宅で野菜や果物を栽培できるなら、そうされたほうがよいでしょう。たとえ、ビート、カブ、レタス、ほうれん草くらいしか作ることができなくても、自分の食べるものの質と味を改善でき、その上、満足が得られるようになることでしょう。

Q. アルコールはやめなければいけませんか？

理想的には、そうできたほうがよいです。アルコールは私たちの身体にはよくありません。それは主に仲介する代謝産物のアセトアルデヒドのせいで、そのために気分が悪くなったり、疲れた状態になります。しかし、身体に毒になり、嫌な頭痛や二日酔いを起こすアルコールには、(特に赤ワインの場合) ほかの要素もあります。10年程前から、1日1杯のワインは動脈硬化を防ぐということが言われるようになりましたが、その根拠は曖昧な面があり、代謝に関係する成分の影響というより、アルコールのもつリラックス効果によるものではないかと思えます。がんを防いだり、治療のために、食生活を変えることのねらいは、身体にかかっている負担を軽くするということです。ですから、1日のワインの摂取量がグラスに1、2杯を越えると、身体の代謝力をもっと使う必要がでて、かえって負担をかけてしまいます。

しかし、アルコールが生活の質の重要なポイントになっているために、それを全部諦めることは、大きな楽しみを奪われた感じになる場合があるでしょう。ですから、基本的な理解としては、たとえ僅かでも二日酔いを起こすような量は、決して飲まないようにするということです。なぜかといえば、二日酔いがあるということは、身体に害が現れるところまでいっているという意味だからです。大抵の人は、グラス1、2杯のワインか、500ミリリットルのビールが、限界でしょう。極端なケースは、がんヘルプセンターの設立者のペニー・ブローンが、「シャンペン欠乏症候群」と名づけた人たちです。そういう人たちは、短時間で気分的に「優位に立つ」ためになんとかしたいとなると、シャンペンが必要になり、ボトルを半分も開ければ、すぐに効果が現れてくるのです。

Q. カフェイン類やタバコのような刺激物も、諦めなければならないのでしょうか？

私たちが使う刺激物は、ほとんどが身体感覚を覚醒させます。そのような興奮した状態では、自分の治癒に必要なエネルギーまでも燃焼してしまうでしょう。前にも述べたように、覚醒した状態は身体のエネルギー資源を、身体の機能維持のためより、自分が考え行動するほうへもっていってしまうのです。ということは、身体の組織を修復したり治したりするメンテナンス作業は、後回しになります。通常は、自分が感じている辛さから逃避するために刺激物を使うわけです。しかし、疲労感や飢餓感や悲しみや憂鬱のサインを早く解消したり、飛びこしてしまうような方法をとると、心身が送ってくるメッセージに耳を傾けないことになり、自分の中での統合や存在全体の健康が失われる結果になります。ものごとを実際に体験して、感情を表現して、自然な愛情表現をしてコミュニケーションをとり、自己表現し、創造性とセクシュアリティを表現する喜びをもつほうがよいのは、明らかです。

しかし、不健康な食生活と同じで、どのような種類にせよ刺激物を用いる習慣があると、奥にある感情面の問題を隠してしまうので、飲酒癖、喫煙癖を断ったり、ドラッグを止める時には、移行する期間にカウンセリングなりのサポート体制を必要とすることが多いです。

刺激物愛好家は、このような方法を用いて得られている状態が、ヨガや呼吸法や瞑想によっても得られることを知ると、ほっとするでしょう。もし、外的な刺激に対して反応するレセプターが私たちの身体の中に最初からなければ、このようなものを摂っても、何の影響も受けないでしょう。では、何故体内にレセプターをもっているのかというと、人間は、外から取り入れないでも、同じような体験ができるようにする刺激物に似た物質を体内で作っているからです。このことの例は、脳内に自然に生じる「エンドルフィン」と飛ばれるモルヒネの存在が発見されたことでわかります。この脳内モルヒネはモルヒネのレセプターと結びついて痛みを取り除き、快感を与えます。

瞑想や、ヨガやプラーナヤマ（ヨガの呼吸法）は意識を変容させますが、自然な形でこれらの方法を行うと、深い洞察と自分を愛する気持と幸福感をもたらします。これは、ドラッグや他の嗜好品を使うと、混沌とした状態になり、危険で、不法行為であり、中毒になる可能性があるのと対照的です。ドラッグの危険性は、心身にまったく何の準備もなくても、また社会的にも不都合なことであろうとも、一瞬にして感情や思考の状態を変化させてしまうことにあります。身体の中で作られる「刺激物」の場合は、本人が置かれている状況にあった反応になり、内面の秩序を保った範囲で起こると言えるでしょう。

Q. 何故添加物を避ける必要があるのですか？

食品添加物の中には、何も問題ないものも多いです。しかし、かなり身体に悪いということがわかっているものもあり、がん発生との関係性が疑われたり、行動障害やアレルギーの原因と見なされるものがあります。他の問題は、食物の活性を奪って、腐敗を防ぐ添加物が多いことです。このような作用は食品の生命力や栄養を半減させてしまいます。ですから、一般的に言って、出来る限り添加物があるものは避けたほうがよいのです。このことは、特に、サラミやほし肉を作る際に保存目的で使われる亜硝酸ナトリウム（チリ硝石）にあてはまります。亜硝酸ナトリウムには発がん性があることがわかっています。日本では、漬物全般の過剰摂取と食道がんの関係が示唆されています。この場合、肺がんと喫煙の問題の関係性と同じで、非常に酸味が強いものや香辛料が利いた食品が食道や胃の粘膜を直接刺激して、がん発生の原因になると考えられています。

他には、薫製と炭火で調理することの問題があります。特に肉や魚を薫製にする場合や、ハンバーガーの肉やソーセージや各種の肉を炭火焼きで調理する場合にあてはまります。煙の炭化水素は、食品中の脂肪と蛋白質の構造を破壊し、発がん性のあるフリーラジカルを作り、体内に腫瘍を形成する可能性があるということがわかってきたからです。このテーマに関する研究のひとつは、もし炭火で焼いて調理する場合は、体内に生まれるフリーラジカルに備えて、フリーラジカルを非活性化するビタミンC、ベータカロチン、ビタミンEをあらかじめ飲んでおくようにするとよいでしょう（※1）。ビタミンとミネラルを摂取して自分を守ると言うテーマについては、4章で詳しく述べます。

Q. 飲用する水の質は、どれくらい重要ですか？　また1日に飲

むべき水の量はどれくらいですか？

綺麗で新鮮で品質のよい水を飲むというのは、健康な食生活の大きな要素です。私たちの身体の80％以上が水であり、その水分は、体内でバランスをとり、浄化して、排泄するというプロセスに関わっています。自然な湧き水は生命に不可欠なミネラル分を含み、酸素も多く含み、味がよくて、飲むと生き返る気がします。それに比べて水道の水は薬品臭い味がして、「使い古した」ような不快な臭いがあるかもしれません。さらに悪いのは、石油化学物質の産業や農業やプラスチック産業からの副産物が水の中に混入している可能性があることです。自宅の蛇口に浄水のフィルターをとりつけることで、水道の水は部分的には清浄化できますが、水の中に含まれている塩素や有機的な汚染物質を全面的に取り除くことはできません。人間は飲み水に多大に依存しており、水自体にはものが溶け込む性質があるので、水溶性の化学物質が溶け込んでしまうということが、非常に悩まされる問題なのです。

いちばんよい解決法は、自宅のそばに天然の泉を見つけて（地元の保健所で水の純度を調べてもらったうえで）定期的にそこから水を汲んでくることでしょう。次に勧めるのは、純粋な湧き水を買うことです。市販のうち、どのメーカーのミネラルウォーターがよい品質かは雑誌のレポートなどからアドバイスを得るとよいでしょう。

飲む水の質は非常に重要です。水の問題はがんの発症率が増えていることの原因とも見なされており、特にホルモンに関係するがんの場合に、その可能性が考えられます。水源によっては、エストロゲンのような働きをするプラスチック産業廃棄物が混入した影響で、そこに住む魚のオスが不妊になったことが報告されています。今後長期に渡って、自分たちの健康を守れるかどうかは、自分たちを取り巻く環境や水源を綺麗に保つように、各人がロビー活動を集中的に行うかどうかにかかっています。

水質のよい水を見つけたら、1日に約2リットル（約4パイント）飲むようにするとよいでしょう。スカッシュやコーヒーや紅茶の形でなく、水そのものを毎日2リットル飲む習慣をつけるようにすると、体内の毒素を体外へ排泄しやすくなります。他には、朝は白湯を飲むようにすることを勧めます。体外への排泄機能を助けますし、慣れれば、1日の初めに飲む朝1杯の紅茶の代わりになるでしょう。

Q. 食事には、どれくらい生ものを入れたらよいのでしょう？

がんに食事で対応する方法は、治療法として食事を考えるやり方から、身体の機能を助けるために一般的な意味でヘルシーな食事に切り替えるというやり方まで、幅広くあるでしょう。がんの治療法としての食餌療法は、本書の4章で述べているように、生の果物と野菜あるいは野菜と果物のフレッシュジュースを中心にしたものが多いわけです。もし一般的なヘルシーな食生活のガイドラインを取り入れたいのなら、理想的には1日の内2食は生のサラダをつけ、果物を2、3回は食べるようにします。フルーツと野菜のジュースを使っての「春の体内掃除」ダイエットや断食ダイエットについては、4章で述べます。

Q. 栄養面でヘルシーなものとしては、どういう飲み物がよいですか？

いちばん避けたほうがよいのは、砂糖、着色料、添加物が入っている飲み物です。炭酸飲料のほとんどが、この分類に入ります。こういう飲み物を100%の野菜や果物のフレッシュジュース（ホームメードが望ましい）に変えるか、最近ますます増えてきた炭酸入りのフルーツジュースに変えるようにします。もし、心配なら、ビンについている成分表をチェックして、砂糖や人工着色料や人工甘味料があるものは、買わないようにしてください。徐々にコーヒーや紅茶もハーブティーやタンポポコーヒーのようなものに切り替えます。コーヒーや紅茶を完全に諦めることができない場合は、カフェイン抜きのものに変えて、回数を限って飲んでください。

調理法と調理器具のアドバイス

前にも述べたように、調理法によっては、食品に発がん性物質を生じさせることがわかってきたものがあります。いちばん避けたいのは、炭火での調理と薫製製品（特に肉と肉の脂肪分）と脂身を油であげて長時間加熱したもの（特に調理油は繰り返し使用しないでください。何度も加熱すると、がんの原因になる可能性がある危険なフリーラジカルを形成します）です。

ですから、炭火で焦げた肉は、焦げた部分を取り除き、油で揚げる場合も必要最小限にとどめます。もし、揚げ物を作る場合は、汚れていない油を使い、煙が出るまで加熱するようなことをしないでください。多くの食材は、少しの水で茹で、最後に熱をかけないままのオイルを香りづけと食感のために加えることができます。このテクニックは、中華鍋で作るゴマ油を使ったレシピに使われています。

調理法として覚えたほうがよいのは、蒸す、炒める、煮込む、焼くです。蒸したり炒めると、食材は手早く調理できますし、軽い調理法なので、食材本来の食感や栄養分をとどめておきやすいです。煮たり焼いたりすると、穏やかな調理のしかたなので、鍋の中や、オーブンの中で食材同士の味がひとつに溶け込みやすくなります。マスターしたほうがよいのは、いろいろな野菜や果物、ナッツ、種を使った、サラダのバリエーションです。そのためには、フードプロセッサーで千切りやおろすための部品がついたものを購入すると、とても役立つでしょう。これさえあえば、コールスローや生野菜のミックスサラダがたちどころにできあがります。フードプロセッサーはナッツを刻んだり混ぜたりするのにも使えますし、ナッツをローストしたり野菜をパテにする時にも活躍するでしょう。

ジューサーも、買うと役立つでしょう。野菜と果物のジュースを作るためだけでなく、ジュースにとうもろこしの粉やアロールート（クズウコンの根からとった澱粉）を加えればメインディッシュの付け合せの美味しいソースベースが作れるからです。ジュースは、そこから手早く美味しいスープを作ることもできます。野菜で作ったジュースやピューレは、オイルの代わりにドレッシングに入れることもできます。ジェーン・センの「ヒーリングフーズ・クックブック」には、これらのアイディアが満載されており、食欲をそそられる献立がたくさん入っています。

蒸すためには、どのような鍋の中にも入れられる小さな蒸し器を用意すると役立ちます。これは、花の花弁が開くような形になっている蒸し器です。小さな3本の足がついていて、鍋の底から2、3センチ上に蒸し器がくる感じになります。金属製で、穴が沢山あいていて、鍋の大きさに応じて「花弁」部分を開く角度を調節します。このような器具を使って蒸した野菜の味は、私たちのように茹でた野菜を食べて育った人間には、素晴らしい発見です。野菜を茹でた時のように、ビタミンやミネラルが溶け出してしまうこともありません。もし、大量の食物を蒸したいと思う場合は、他にもいろいろな調理器具が市販されています。中国人は食物を沢山蒸して料理するので、中華料理用の調理器具を売っている店に行けば、各種の蒸し器が手に入るでしょう。

中国人系のスーパーマーケットで、他にも入手できるのは、中華鍋です。これはフライパンに似ていますが、鍋底の中心からなだらかに縁に向かって広がった形で、(普通は) 長い木製の持ち手がついています。この鍋は野菜を炒めるのに適しています。鍋をゆすって中の野菜を満遍なくひっくり返していくうちに、熱を均等に通すことができるからです。電気中華なべもありますが、通電した状態で中の野菜を放り上げて混ぜるのは難しく、使い勝手が普通の中華鍋ほどよくありません。

まな板2枚（1枚は塩味のものを切り、もう1枚は甘いものを切るように使い分ける）とよく切れる包丁を用意します。人によっては、刃が鋭くよく切れる中華料理の包丁を好む場合もあります。基本的には、長めの刃がついた包丁を１本、野菜やハーブを切るためのペティナイフ１本と小さな野菜の皮剝き（これを使うと、普通のナイフで野菜の皮を剝くよりずっと速くできます）が最低必要でしょう。

他には、スパイスを砕くために使うすりこぎとすり鉢、にんにくをつぶす器具があると役立ちます。さらには、コーヒーの豆を挽くグラインダーがあると、レシピによって種やナッツやスパイスを挽くことができてよいですが、これは絶対必要ということではありません。

ハーブや調味料をいろいろ使って試してみるのはよいですが、強いスパイスやピクルスやチリをあまり沢山使わないようにしたほうがよいでしょう。このようなものは消化器の内壁を刺激すると考えられ、胃や腸のがんの原因になると考えている文化圏もあるので、避けます。

ほかに必要なのは、キャセロールや鍋や木べらなど、普通の台所での必需品です。

電子レンジで食品を調理することの安全性については、ジレンマに陥ります。完全に安全であるというふうに一応保証されているのですが、電子レンジで調理中には高エネルギーの電磁波が食物に入っていき、食物の分子に瞬間的に急激な振動が加えられるので、非常に高熱がかかるということです。電子レンジで調理した直後の料理を食べようとしたら、不自然なほど熱い状態で、普通のオーブンから出した料理とは違うことに既に気づいている方も多いでしょう。ですから普通電子レンジで調理した場合は、余熱をさます時間をしばらくとることになっているのですが、そうしないことも多いのです。その場合は、この高エネルギーが胃壁や腸壁の細胞中に放出されることになり、そうなると、刺激を与える危険性があると思えます。

また食品の中に含まれるビタミンや酵素は、電子レンジで調理した場合どうなるのかという観点があります。高温の油で揚げたり、圧力釜で調理すると、ビタミンや酵素は破壊されるということを私たちは知っています。そこから考えても、これほど急激に高温に加熱されることが、食品にとってよいこととは思えません。他にももっと難しい点は、この高エネルギーがかかるということは、食物のもつ微細エネルギーや生命力（バイタルフォース）には、どういう影響を与えるのかという懸念です。ですから、このすべての点から、従来の調理法を守るか、電子レンジは使うとしても最小限にとどめるほうが、より安全に思えます。使う場合も、最低限注意深く守ったほうがよいのは、メーカーが定めている、調理後に料理のあら熱をとる時間です。その時間をおいてから、食べるようにしてください。

どちらにしても、皆さんは、果物や野菜を最低限の時間で調理して、できるだけうまみを残し、栄養分も水分も残っている状態で食べることを目指されることと思います。料理の味は、ハーブ、スパイス、ビネガー、醤油、味噌（大豆のペースト）などを使うことで美味しくすることができます。その具体的な説明については、ジェーン・センの「ヒーリングフーズ・クックブック」をご覧下さい。

食材の見直し

では、これから皆さんがヘルシーな食生活に切り替えたとしても、まだまだたくさんの食材を食べられるということを説明していきましょう。

朝食のシリアル

朝食用のシリアルの王様はなんと言ってもムースリーでしょう。昔からあるムースリーは、小麦、大麦、ライ麦、オート、のような4、5種類の違ったフレークを混ぜて、そこにレーズン、サルタナ、デーツのようなフルーツとヘーゼルナッツやカシューナッツのようなナッツ類を加えたものです。大抵の自然食品店には、少なくとも4、5種類は違うムースリーを置いてあって、ココナッツやアンズ、ヒマワリの種、カボチャの種、砂糖漬けのパイナップルやイチジクのドライフルーツを加えています。最初から混ざっている、こういうムースリーを買うこともできますし、バジルのムースリーを買って、自分の好みでほかに混ぜるものを選んで足すこともできます。

ムースリーに豆乳やライスミルクやフルーツジュースをかけてみて、それぞれの味を試してみてください。この中のどれかを、一晩つけておいたムースリーにドライフルーツを入れたものにかけても、水分を吸っていてやわらかく、美味しくなります。またリンゴ、バナナを切ってムースリーに加えたり、ブドウを入れると、満足感のある朝食になります。

グラノーラと呼ばれるムースリーは、シリアルに蜂蜜をコーティングしてトーストしてあるもので、とても美味しいです。

コーンフレークに関しては、よく御存知でしょう。しかし、他にウィートフレーク（小麦）、ライスフレーク（米）、バックウィートフレーク（蕎麦）、ミレットフレーク（キビ雑穀）、バーリーフレーク（大麦）もあります。小麦のフレークの中には、蜂蜜やモルトでコーティングしてあるものもあります。また、米や小麦を膨らませたシリアルも試してみるとよいでしょう。ホールフードの専門店だったら、カシと呼ばれる美味しい朝食用のシリアルがあるかもしれません。これはホールの穀類を炒ったものを7種類とゴマを混ぜたものです。

他にも嬉しい発見は、ジャンボオートでしょう。これで作ると本当に満足のいく美味しいオートミールができます。普通のオートミール用のオートより粒が大きく、食感や味が楽しめます。これは、デザートやビスケットのレシピに使っても美味しいです。もちろん従来のオートミールを試してみるのもよいでしょう。オートミールを作るためには、保温機能のあるオーブンならゆっくり加熱もできますが、一晩かけてコトコト煮ることができる電気調理器のかゆ用鍋を購入してもよいかもしれません。そして、オートミールはよい品質のオーガニックのものを買うようにしてください。キビや玄米や小麦のフレーク、ライスフレークなどほかの穀類でお粥を作ってみてもよいでしょう。麦でも、試してみることができるでしょう。

朝食のフルーツ

１日の始まりにフルーツコンポートを食べるのは、よいものです。大抵のドライフルーツは、水を足せば美味しいシロップができますし、フルーツジュースだけでもシロップになるので、軽く煮たプルーンやアンズ、リンゴとペアのドライフルーツのミックスを煮たものなどは、１日が始まる朝に食べるにはうってつけです。とても美味しいフンザアプリコットというアンズがあります。このアンズに水をひたひたになるくらい入れて、ベイリーフとカルダモンシードを何個か入れて24時間置くと、特に美味しく食べられます。翌日それを火にかけて沸騰したら弱火にして５分間だけ煮て火をとめます。汁に浸した状態でさらに24時間おいて味を沁みこませます。これに豆乳クリームかナッツクリームを添えると、本当に豪華なデザートになります。

ほかにできることは、新鮮な果物を使ったフルーツサラダを作ることです。これも、満足感のある朝食になります。代案としては、ドライフルーツを浸したものと生のフルーツを混ぜることもできます。通常のヨーグルトの代わりに、豆乳のヨーグルトや豆乳で作ったデザートを食べましょう。豆乳製品は乳製品の代わりに使うことができ、フルーツコンポートやフルーツサラダやムースリーにかけてもよく合います。

パ　ン

またパンのブームがやってきたようです。大抵のパン屋やデリカテッセンやヘルスフードショップでは、ホールフードのパンの品揃えが豊富になりました。3種類の種（ヒマワリの種、ゴマ、ケシの実）が入っているパンを試されるようにお勧めします。

グラナリーブレッド：全粒粉の小麦粉を使っているパンです。

ホールミールブレッド：オーガニックなホールミールブレッドならなおよいでしょう。このパンは私たちが食べ慣れているものより重いですが、とても美味しく、身体によいものです。またハーブが入ったりトマトやオリーブやスパイスの入ったイタリアンブレッドやインドのパンも揃っています。これらのパンは、食卓に変化を添えるでしょう。パンの専門店には、ライ麦や大麦、ライスフラワーのパンや、麦芽で発酵させたパンやフルーツブレッドがあるので、変化を楽しめます。全粒粉のティーケーキや甘いパンも売っているので、お茶の時間にも朝食にもよいでしょう。

フルーツスプレッドと蜂蜜

ヘルスフードショップには、驚くほど多くの種類の蜂蜜が売られています。デリケートな味のアカシア蜂蜜からもっとこくのあるタイプのものや、匂いがツーンとする蕎麦蜂蜜まであります。色に関しても、クリーミーホワイトのクローバー蜂蜜から色の濃いギリシャの山でとれる蜂蜜や、とても甘くて透明なオレンジの花の蜂蜜まで。理想的には砂糖で養蜂していない蜂からとったオーガニックな蜂蜜がよいのです。蜂蜜はトーストに塗ったり、紅茶に入れる時に、砂糖の代用品ということで大量に使ったりしないように量は少なめに使います。

蜂蜜の代わりに、モルトシロップ、ライスシロップ、コーンシロップ、バーリーシロップがあり、ピュアなモルトのエキスもあります。興味深いのは、デーツのシロップと砂糖蜜（甘味のある果汁を煮詰めて作るシロップ）で、どちらも特徴のある味がします。そしてメープルシロップがあります。このように沢山の種類があることが、イコール自然の世界には天然の甘味が含まれた食品が多いということですから、このような違う味をいろいろ試してみるのも楽しみです。でも、その場合も量は控えめに使いましょう。

フルーツスプレッドも、探検してみると面白そうです。これらはジャムなど保存用やケーキにも使えますし、朝食のトーストに塗って食べることもできます。ヘルスフードショップに行けば、砂糖無添加のよいジャムを探せるでしょう。アンズ、チェリー、ブラックベリー、リンゴ、ブラックカラント、ストロベリー、ラズベリーのジャムだけでなく、もっとエキゾチックなグアバ、マンゴーの砂糖漬け、バナナ、マンゴースプレッド、パイナップルとジンジャースプレッド、ピーチとパッションフルーツスプレッドのようなものもあります。色が濃くてどろっとしたペア・リンゴスプレッドも見つかるかもしれません。これは、普通のジャムのような感じでなくて、色の濃いペーストのようです。なかなか美味しく、この商品を作っているメーカーはペア・アプリコットスプレッドも作っています。低糖のマーマレードも手に入れることが可能です。ですからマーマレードつきのトーストもまだ、メニューに残しておけます。

飲み物

コーヒーと紅茶をやめることを提案しましたが、それは刺激性のある成分のせいです。しかし、もしあなたが諦めることができないなら、飲むとよいのはルアカというお茶で、カフェイン抜きで身体によいものです。ノンカフェインのコーヒーはインスタントのものも、コーヒー豆でも入手できます。コーヒーからカフェインを取り除くとその工程の結果、コーヒーが普通の状態より身体に悪いものになるという見方もあるので、普通の（ホール）のコーヒーを回数を減らして飲むようにしたほうが、カフェイン抜きのコーヒーを頻繁に飲むよりよいでしょう。

どの点から言っても、ハーブティーや薬湯を飲む癖をつけていったほうがよいでしょう。お茶も驚くほど沢山の種類があります。昔から親しまれているハーブティーは、その名のとおり薬草から作られています。よく知られているのは、カモミール、ペパーミント、エルダーフラワー、ハイビスカス、レモンバーベナ、ライムフラワー、フェンネルです。しかし、1970年代と1980年代に、フルーツティーの分野が急速に伸びて、いろいろなお茶が市場に出回るようになりました。レモンジンジャーからカントリーピーチパッション、ワイルドフォレストブラックベリー、オレンジ、ミックスフルーツ、ローズヒップ、パイナップル、ココナッツ、パッションフルーツバニラなどです。ほかにも種類があり、温かくても冷やして飲んでも美味しいです。夏に大きなポットにハーブティーを作って、それを濾して冷蔵庫で冷やしておきます。氷とフレッシュハーブを散らして（特にミント）、フルーツをひと切れかふた切れ入れて飲むと、最高にすっきりして、ヘルシーな飲み物になり、甘味飲料よりもずっとよいです。

他によいアイディアは、もしお茶好きだったら、ジャスミンティーや中国茶のようなもっとデリケートなタイプのお茶に移行することです。そういうお茶はミルクなしで、あるいはレモンの輪切りを浮かして、薄くしてストレートで飲めます。また日本茶で特徴のある香りをもった番茶もあり、番茶には抗がん作用があるといわれています。火にかけて沸騰した湯に番茶をいれて、蒸すようにし、茶漉しで濾して飲みます。とても美味しく、日本のお茶の伝統を感じさせます。ほかにもある変わったお茶は、ムーティーとルイボスティーです。後者は、アフリカのレッドブッシュから作られ、特徴のあるツンとした香りがありますが、タンニンも刺激性も低いです。もちろんお茶の場合は、単にカフェインのことだけ考えればよいわけではなく、苦い酸味のタンニンのことがあります。ミルクを入れないで普通の濃さの紅茶を飲んでみれば、その苦さに驚くことでしょう。私たちの多くが、この強い酸味や渋みを体内に１日に９回も入れているということです。

他にも、コーヒーの代用品として飲まれるヘルシーな飲み物があります。しかし、私はそういう飲み物はそれはそれとして考えており、コーヒーの代用品とは見たくありません。これらの飲み物は、どれもコーヒーのような味はしないので間違った期待を抱かせる気がするからです。バーリーカップというローストした大麦から作った飲み物があり、ヤヌーとバンブーもあります。こちらは、穀類とハーブとイチジクが混ざってできています。タンポポコーヒーという、タンポポの根（少し苦い）をローストした飲み物と、チョコレートのようなキャロブベースの飲み物があって、こちらは似ているとすればココアに近い味です。

ジュース

ジュースはあらゆる形やサイズで買うことができます。一般的に手に入りやすいのはスーパーマーケットにあるジュース類ですが、品質は落ちるかもしれません。それは、普通ジュースは産出国で濃縮した形に加工していることが多く、その状態で船で輸送して、目的地の国で薄めて店頭に並ぶからです。このプロセスで、栄養分の多くが、特にビタミンや酵素はダメージを受けます。ですから、できれば、オーガニックなものでホールで地元で生産されたジュースを買うのがいちばんです。英国にはリンゴの果樹園が多いので、英国内で手に入るいちばん品質のよいジュースは、リンゴジュースです。フレッシュでオーガニックなリンゴジュースは、生のリンゴをかじっているのと同じ味がします。スーパーマーケットの中には、その場で搾ったフレッシュジュースを売っている店があり、大体がオレンジとグレープフルーツが多いですが、普通はとてもよいジュースです。

残念なことに、ビン詰されている野菜ジュースの多くは、法規に従って低温殺菌処理がしてあります。畑からのバクテリアで汚染する可能性から、このような処理は止むをえないとは思いますが、ジュースそのものの栄養価には影響を与えることが想像されます。最善の解決法は、自分でジューサーを買って、自分で育てたオーガニックな野菜をよくこすって洗い、フルーツと野菜のミックスジュースを作ることです。ビートルート、人参、リンゴ、を組み合わせて、本当にフレッシュな搾りたてを飲むのです。最初にジューサーを買った時には、台所にあるものがみんなジューサーにかけられるかもしれません。ポテト、カブ、セロリ、バナナとなんでも実験してみる必要があるでしょう。バナナの奇妙なところは、ジュースが全くといっていいほどとれないことです。しかし、ジューサーにまずバナナをかけて、他の果物をその後にかけると、バナナの香りもするジュースができます。また、ジューサーに残る搾りかすをスープストックをとるのに使うことができるでしょう。このようにすると、あなたは自分が育てたオーガニックな野菜から最後の一滴まで、栄養分をとって、何も無駄にしていないという満足感を味わえるでしょう。オーガニックではない野菜や果物に関しては、ジューサーに入れる前に皮をきちんと剝くのを忘れないでください。有機農法でないと、殺虫剤や除草剤が高い比率で残っている可能性があるからです。

新しい飲み物

　缶入り飲料には糖分が多く含まれているので歯にも代謝作用にも栄養面でもよくないし、体重増加にもつながるということに気づいて以来、新しいタイプの飲料が開発されるようになりました。これらは、大体濃縮ジュースを稀釈してそこに炭酸性のミネラルウォーターを加えたものです。このような製品で最初に成功を収めたのはアクアリブラ（Aqua Libra）で、とてもさっぱりした口当たりで、メロンのような味がします。その後、エルダーフラワードリンクとか、アップルドリンク、他のミックスフルーツドリンクなどが続々と登場しました。

リンゴ、ペア、ストロベリー、ブラックカラント、他にもフルーツジュースの濃縮された製品が各種あります。このような商品は、濃縮させるために加熱されています。ですから、それほど栄養面ではよくないですが、豆乳製品で作ったムースや生クリームのようなヘルシーなデザートに自然な風味を加えるのに、とてもよいです。また、フルーツサラダのシロップに味をつけたり、甘酸っぱいソースに一味加えるためにもよいでしょう。濃縮液はかなり甘いので、甘味料の代わりに使うのもよいでしょう。

でも、いちばんよい飲み物は何かと言ったら、品質のよい水です。前にも述べたように、水質検査をクリアーした泉を見つけることができたら、飲み水としては理想的なので、定期的に新鮮な湧き水を汲みに行ってください。このような可能性がない時は、できるだけ品質のよいミネラルウォーターを見つけましょう。そして、1日に2リットルを冷たいままか、ハーブティーや薬湯の形でとるようにします。

豆　類

豆というと、(英国では）せいぜい赤と緑のレンズマメ、金時豆（レッドキドニービーンズ)、乾燥させた豆が浮かぶのがやっとです。あなたも同じことだとしたら、驚くかもしれません。ホールフードの料理と聞くと難しく感じる豆料理も、すぐに大きな喜びに変わるでしょう。この食餌療法に従っていくと、豆類は主なる蛋白源になっていきます。ですから、豆の調理に関してあなたが何か心配しているところがあるなら、その問題を解決しておけば入手できる食物の多様な食感や味を楽しむことができるでしょう。これらの新しい調理技術を学んでいく段階では、スーパーマーケットで下ごしらえしてある豆の缶詰が入手できることを知ると安心するでしょう。豆も新しいものを直ぐに使えるのなら、それがいちばんよいですが、便利さを優先する時もあります。

レンズマメ類

私は別に赤いレンズマメを軽視しているわけではありません。良い味のスープを作ったり、インド料理に使うことができ、ローストしたり、オーブンで焼く料理に使える、とても役立つ食材です。しかし現在もっとお洒落なのは、赤いレンズマメのように調理しても形が崩れないで、美味しい緑のプイレンズマメです。ほかに使えるのは、茶色か緑のレンズマメです。インド料理の食材の店へ行けば、レンズマメも10～20種ほど沢山あり、店の人は、それぞれの種類をどう料理するのかを喜んで教えてくれるでしょう。実際、私は質問するたびに、店の主人の自宅に招かれて、作り方を教えてもらいました。インド人の特にヒンズー教徒は、ベジタリアンの料理がみんな上手で、料理の手間暇を惜しまない人たちです。このような手ほどきを受けてからは、あなたが自分で冒険をして作ってみる番です。もしかしたら、そのような人とは長いおつきあいになって、教えてもらう友情が続くかもしれません。

レンズマメのよさを最大限にひき出す調理法について、ローズ・エリオットの本をお勧めします。インドのレンズマメの料理については、参考になる本を巻末にあげておきます。

エンドウマメ類（ピー）

エンドウマメ類も種類が多いです。乾燥したグリーンピースはイギリス人が好きなマッシーピーズのベースです。ヒヨコマメもあり、こちらはシチューやサラダやホムスというギリシャの料理のベースになります。ホムスは、ヒヨコマメとにんにく、オリーブオイル、レモン汁、タヒニを入れて作った、とても美味しいディップです。緑と黄色のさやをむいた干しエンドウは、スープに使われます。

豆類（ビーン）

最も味もよく形もよい豆は、小粒のインゲンマメです。これは、金時豆より小さくて、明るい緑色でデリケートな味がします。他に小豆があります。小豆は小粒で深い赤色でとてもリッチな味がします。ブラックキドニービーンは金時豆によく似ており、少し小ぶりです。アメリカ産のブラックタートルビーンという豆も金時豆に似ていますが、どちらも味が強い小さなチャイニーズブラックビーンとは違い、ソースや、魚や野菜の料理によく使われ、スープやシチューの風味づけに使う、味噌の原料にも用いられています。

ササゲ（ブラックアイドビーン）は、また別の種類です。小さめで白っぽいか薄茶の色で、豆果のところに斑点があります。ササゲは豆のシチューに最適です。

大きな白いライマメは、私のお気に入りです。ライマメににんにくとパセリを入れてオリーブオイルでゆっくりとソテーします。あるいは、これをピューレにしてディップかパテを作るベースにします。この組み合わせは、リッチで特徴のある味をもっているので、スープやシチューにしても、美味しいです。カネリニビーンは白くて、金時豆より少し小さくて、メインコースによい豆です。丸くて茶色の英国産フィールドビーンは、料理にたくさん使われています。この豆は個性があるので、食生活に変化を与えるでしょう。インゲンマメは缶詰の中に入っている種類です。自然の状態で白い豆ですが、煮込むととても風味があるので、スープやシチューに理想的です。ムングビーンは小さくて緑色で、中華料理に使われるもやしを作るために使われます。ぶちインゲンマメはピンクで斑点があります。この豆もやや珍しいです。

金時豆はメキシコ料理のチリ料理によく使われているので、広く知られています。チリコンカンでもチリシンカルネ（肉抜き）でも作るのは同じくらい簡単です。初めてベジタリアンの世界に入ってこようとする人にとって、挽肉でのチリ料理の作り方を知っていれば、金時豆の料理は覚えやすいレシピです。人によっては、牛挽肉の代わりに肉の代用品（これについては、あとで詳しく述べます）を使って、チリコンカンレシピに非常に近い作り方をしています。でも肉の代用品なしで豆だけで作っても、十分美味しいです。金時豆は豆のサラダにもよいです。玉ねぎ、トマト、パセリ、にんにく少々を切って、あらかじめ下ごしらえして冷ましてある金時豆に混ぜて、よいドレッシングを添えれば、前菜としてもメインコースのサラダとしても使えます。

次にいちばん驚くべき豆、大豆を紹介します。大豆は豆料理として調理されることは稀です。しかし、その代わりに、大変種類の多い大豆製品という形で、活用されています。その中には、豆乳、豆腐、豆乳ヨーグルト、デザート、豆乳の生クリーム、豆腐のチーズがあり、豆乳のペースト、豆乳のパテ、代用肉、豆乳から作ったアイスクリームすらあります。ミルクの代わりに豆乳を使って赤ちゃんを育てることができますし、乳糖（ラクトース）に対する耐性がなくて、牛乳や乳製品を摂ると湿疹や喘息を起こすタイプの子供には、豆乳が対応策になります。大豆は小さな白っぽい色の豆で、豆として調理するのに時間がかかるものですが、豆乳の作り方は簡単で、豆を挽いて水で薄めればよいのです。豆乳（ごじる）を牛乳の代わりに使って、ヨーグルトや豆腐を作ります。そして牛乳からチーズを作る時のように、型に入れて、押し出すようにして豆腐チーズやもっと濃度の濃いパテやペーストを作ります。これらの大豆製品はいろいろな形で活用できます。スーパーマーケットで市販されているベジタリアン用の半調理製品は、大豆から作られているものが多いです。

ライス穀類

私たちが摂る食事のうち、主なエネルギー源となるのは澱粉質です。澱粉は容易にグルコースに変換されるので、エネルギーになるわけです。英国の食事では、長い間ジャガイモが主食の澱粉質でした。一方世界の他の国々、特に第三世界の国々では主食の澱粉質は米や穀類から摂っています。米や穀類はジャガイモよりビタミンやミネラルがずっと豊富に含まれています。特に、ビタミンBとE、必須脂肪酸、植物性蛋白質、ミネラル（よい土壌で栽培されたものに限りますが）に富んでいます。実際、中世には、穀類を食べるよりジャガイモのほうが知性が発達しないという理由で農民の主食に採用された、という議論もあるくらいです。

ジャガイモや他の根菜に含まれるビタミンやミネラルの多くは、皮のすぐ下2ミリメートルくらいの部分に含まれていますが、その部分は皮と一緒に剥いて捨てられてしまうことが多いのです。米や穀類に関しても同じことが言えるので、だからこそ、白米よりは玄米というように精製していない穀類を食べることが大事です。皮を剝かないで、表面をこすっただけで茹でたり調理したジャガイモは、本当に美味しいですし、（もしオーガニックなものなら）ホールフードです。しかし一般的には、少なくとも1日に1食は、米か穀類が中心になった食事を摂ることを目標にします。

米（欧州では）

米に関しては、玄米で、細長い米か丸みを帯びた小粒の種類のどちらかになります。前者はイタリアから輸入されており、後者はパキスタンから輸入されるバスマティライスと呼ばれる品種です。

後者の調理法は、デザートだけではありません（白米の場合、欧米では小粒の種類はプディングにしか使わない)。こちらの種類は、調理した時に、細長い玄米より粘り気がでます。そのため、リゾットに向いています。細長いタイプの玄米は、胃にもたれないで軽く、パラパラしているのでサラダがお勧めです。

ご馳走を作る時に、ワイルドライスと呼ばれるタイプの米があります。これは普通スリナムから輸入されており、普通の米よりずっと細長く、黒い籾殻に入っているので、他の米とは全く違います。調理すると、黒い籾殻が割れて、中から米が膨らんで出てきて、黒い殻と中身の白い米が対照的に見えます。炊き上がると、見た目も魅力的で食感もよく、美味しいです。

玄米の場合、失敗しない調理法は、米をまず洗って、米１カップに対して1.5カップの水を加え、弱火で火にかけ、水がなくなるまで煮ます。ほかのやり方は、まず少量のオイルを鍋に入れて熱し、米を入れてオイルをからめ、満遍なくからまったら、水を加え、沸騰させてから弱火にします。この方法のよいところは、炊き上がった米にゴマ油やオリーブオイルの香りがついて、楽しめる点です。どちらの方法でも、うまく炊けると思います。米を炊く時には、塩は入れません。また水分の蒸発がゆっくり起こるように、普通は鍋のふたを少しずらして乗せておきます。大体御飯を炊くのに30〜40分かかります。オリーブオイルや、亜麻仁油やゴマ油で風味づけをしたり、醤油を少したらしたりしても美味しいし、何も加えなくても美味しいでしょう。ほかには、ベイリーフを2、3枚入れて炊いたり、カルダモンを6～8粒入れることもできます。ワイルドライスは、普通の米より炊き上がるまで時間がかかります。ワイルドライスを買うと、袋に炊き方の説明が載っています。ワイルドライスに軽く火を通したものを、玄米に加えて一緒に炊き上げると、見栄えがするでしょう。

ライスサラダを作るなら、米が炊き上がったら鍋の底に残っている余分な水分を捨てたあと、すぐにドレッシングをからめてから冷ますとよいでしょう。こうすると米がくっつかないですみ、炊き上がったばかりで熱いので、ドレッシングが米の中によく沁みるでしょう。熱がとれて、冷めたら、その後の使い方に応じて下ごしらえをして冷蔵庫に入れておきます。細かく切った野菜やフルーツ、ナッツ、種などを混ぜてもよいでしょう。もし、米を入れた料理をして、あとでオーブンで加熱する場合は、炊き上がった米がくっつかないように、ほんの少量のオリーブオイルをからめるだけでよいでしょう。

米を使った料理のレパートリーや知識を増やすには、イタリア料理の本を読まれて、リゾットのテクニックを知り、インドのベジタリアン料理の本で、ピラフやブリアニの作り方を学ぶなどされるように、お勧めします。

また、豆乳の代わりにライスミルクを試してみることができるでしょう。粉っぽさが豆乳より少ないので、牛乳の代わりに使った時に、気づかれないですむでしょう。

穀 類

毎日玄米では飽きてくるとお考えの方は、心配しないでも大丈夫です。ほかの穀類が沢山あって、試してみることができ、玄米料理より手早くできるものも、中にはありますから。

全粒粉のクスクスが、まず頭に浮かんできます。クスクスは小麦粉からできていて、20〜30分で料理できます。野菜のつけ合わせに使うことも、リゾットにすることも、野菜と混ぜてメインディッシュにすることもできます。ブルガーも小麦粉からできていますが、クスクスより食感や味があるものです。クスクスとブルガーは中近東料理にたくさん使われていて、ベジタリアン料理の本（巻末参照）の中によいレシピがいろいろあります。

穀類としての蕎麦の実もかなり他のものとは違った食感と味をもっています。蕎麦は強い香りをもっており、食卓に変化をつけたければ面白いでしょう。茹でるまえに蕎麦をローストすると、さらに香りが強くなります。実際、すべての穀類は、茹でる前に鍋の中にいれて乾煎りするとよいのですが、詳しい方法はジェーン・センの「ヒーリングフーズ・クックブック」を参照して下さい。

他にも使えるよい穀類はパールバーリーです。食感も香りもよい穀類で英国原産です。冬野菜のスープに、とろみをつけるために入れて使うのは、なじみがあるでしょう。ほかによく使われるのは、大麦湯（バーリーウォーター）としてです。昔から、精白玉麦を煎じて大麦湯を作りレモンと砂糖を入れて、病身の人に体力を回復させるために飲ませました。実は大麦湯だけで、レモンと砂糖を入れなければ、アルカリ性が強いので膀胱炎の自然療法の治療にも役立てられます。ここで私が言いたいのは、大麦は穀類として、米の代わりに使うことができ、玄米より短時間で調理できるということです。

ホールグレイン（未精製・未漂白の自然なままの穀類）としては、ほかに小麦、ライ麦、オート麦、キビが使えます。これらの穀類を使いこなせば使いこなすだけ、それぞれのもつ微妙な食感や味を楽しめるようになるでしょう。

ほかにも、キノアというエクアドルから輸入されている穀類があります。この穀類はすべての22種類の必須アミノ酸を含んでいるので、特に関心がもたれています。それに味もよいです。最後に、楽しめる穀類という意味で高いランクにあるのは、とうもろこしです。つまりポップコーンですね。自分でポップコーンを作ると音はうるさいですが、蓋つきの深い鍋と少量の油さえあれば簡単にできます。小さい子供に手伝わせて、鍋に多めのとうもろこしを入れて熱し、膨らんできたら、子供達を呼びましょう。蓋をとったら最後、台所が飛び散ったポップコーンだらけになるかもしれませんが、子供は大喜び間違いなしでしょう。

粉

粉は、上記の穀類すべてから作られていますが、それ以外の注意すべきこともあります。オーガニックなものがよいのはもちろんですが、全粒粉の小麦粉が使われるのは、パンを作る場合が多いのです。より自然でバランスのとれた食生活に変えてきた人は、自分でパンを作るという気持になられることも多いと思います。パン作りは、本当に満足感をもたらすもので、あなたの周りに家庭の温かさと幸福感を生み出すに違いありません。自分に愛情をかけ、育むという願いの表れでもあるので、是非そうされるようにお勧めしたいです。オーガニックな全粒粉小麦粉を使って始め、慣れてきたり、ちょっと冒険してみたくなったら、大麦やライ麦の粉などを含めて、ほかの粉を混ぜて作ってみるとよいでしょう。

ソースにとろみをつけるのによいコーンフラワーとか、ヒヨコマメの粉は、かりっとした軽い揚げものの衣を作るのによいです。インド料理では、粉をそういう形で使っています。玄米粉、大豆粉、ジャガイモの粉、蕎麦粉などもあり、これらを使った献立をたまに目にされるかもしれませんが、常に常備しておくほどのものではないかもしれません。

パスタ

パスタは、澱粉質の主食を摂るのに良い方法だと思います。勿論、厳密に言うと、加工食品であり、穀類のホールの状態に比べると、栄養価が低いわけです。しかし、私たちにとっては、炭水化物を調理して食べるために魅力的で現実的な方法だと思います。パスタにはさまざまな形のものがあると同時に、材料も幅広い穀類から作られています。ここでもゴールデンルールは、漂白された白いパスタより、無漂白のものをとなります。そして、飽きてこないように、いろいろな種類のパスタを試してみるとよいでしょう。

　未精製の小麦粉で作ったパスタにフジッリやラザニ、マカロニ、ペンネ、スパゲッティー、フェトチーネ、トルテリーニ、スパイラルズ、タリアテッレ、シェル、ヌードルがあり、ほかには蕎麦粉から作ったパスタや、コーンやライスでできたものなどパスタにも各種あります。ほかにも興味深いのは東欧諸国でとれる穀類のスペルトコムギで作ったパスタです。ナッツのような香りがし、とても美味しいです。

　上質の小麦のパスタはとても固いデュラムコムギから作られ、グルテン分が豊富に含まれており、とても味がよいです。最近では、ハーブやにんにくや野菜やチリや大豆すら練り込んであるパスタがあります。大豆が練り込んであれば、炭水化物と蛋白質を同時に摂ることができます。

　パスタは、本当にいろいろな使い方ができます。ソースを添えて、サラダに、オーブン料理で、スープの中のヌードルとして（中華料理によくある）も使えます。ここでの最良のアドバイスは、ベジタリアンのイタリア料理の本を１冊確保することです。フレッシュハーブやマッシュルーム、トマト、ナッツ、種の違う使い方を学べば、もう振り返ることはないでしょう。現在では、スーパーマーケットで大変品質のよいビーガン（完全菜食主義者）用の下ごしらえ済みの野菜やトマト、マッシュルームパスタソースが販売されています。こういうものの存在は、忙しい生活を送っている人には、ありがたいでしょう。

ナッツと種

イギリス人のナッツの使い方は、クリスマスに大量に買うくらいしかないようです。そのまま埃をかぶっていて夏くらいまで経って（やっとくずかごに捨てられ）ます。あるいは、やたら塩辛いピーナッツがバーやパブでおつまみに消費されます。種（シード）に至っては西洋の平均的な食生活では、めったに使われません。どちらも大変残念なことです。ナッツと種は大事な蛋白源やビタミン、ミネラル、必須脂肪酸の源ですし、味や食感が変化に富んでいるので、いろいろ有効な使い方ができると思うからです。

ナッツ

ナッツについて話題にする時に、最初に知っていなければならないのは、店頭や棚に長い間放置されていたナッツと新鮮なナッツでは、全く違うということです。新鮮なナッツは柔らかく、甘く、クリーミーな食感をもっていますが、古いナッツは割れやすく、苦く、油焼けした嫌なにおいがします。ですから、ナッツはシーズンになるべく新鮮なものを手に入れることが大事なのは、言うまでもありません。

ホールフードの料理で役立つナッツはカシューナッツ、アーモンド、ブラジル、ヘーゼルナッツ、ウォルナッツ、マカデミアナッツ、ピーカンナッツです。ピスタチオとパインカーネルをサラダや料理に使うと、ナッツと種が美味しさに貢献する世界がさらに充実するでしょう。実際この 2 種類のナッツはあまりに美味しいので、料理用に用意してもついつい手がのびて、結局鍋には入らずじまいでなくなってしまうかもしれません。

ナッツは、ローストしたりオーブンで焼く料理のベースに使えます。そこにカレーのスパイスやハーブを足して味つけしてもよいし、ナッツの香りだけを生かした料理もできます。ローストしたナッツは温かいうちに食べても、冷えてから食べてもよく、肉の代わりに入れてトマトか野菜ジュースから作ったソースを添えれば、立派なメインディッシュになります。ナッツをローストすることが批判されるとすれば、リッチ過ぎるかもしれない点だけでしょう。

この考え方をもう少し推し進めると、ナッツを他の材料と混ぜて、パテを作るのもよいでしょう。もちろんピューレを作って、保存食や甘いスプレッドを作ることもできるでしょう。

例えば、ヘーゼルナッツ、ピーカン、ピーナッツ、アーモンドはナッツバターにできます。ピューレ状にしたカシューナッツに少量の豆乳とリンゴジュースを加えると、デザートにぴったりなクリームトッピングができます。

ナッツが新鮮な時は、カレー粉をからめると、素晴らしいできになります。そのままローストしてもよいし、少し醤油をかけて味を引き出します。そのままで食べるか、サラダにミックスしたり、オーブンで焼いた料理のトッピングに使います。ライス料理やパスタ、野菜の中につめた料理に混ぜることもできます。

クリはシチューの中にも入れられますし、野菜のオーブン料理や、野菜の詰め物の料理にピューレにして使うことができます。クリのピューレは、フルーツシロップと一緒にして、ホールフードのデザートやケーキにも使えます。

子供にはナッツバターは誘惑になると考える人は、キャロブ（イナゴマメのさや）が入っているほうを用意しましょう。チョコレートに似た味のキャロブをチョコレートの代わりに使いたいのは、カフェインなどの刺激物が入っていないからです。

ココナッツも非常に多岐にわたって使えるナッツです。クリと同じように、クリーム状にしたココナッツはカレーやオーブンで焼いた野菜に添えるとよく合いますし、デザートやケーキのベースにもよいです。ココナッツのフレークは料理が塩味でも甘くてもトッピングに散らすといいでしょう。ココナッツミルクももちろん市販されていますから、いろいろな使い方ができます。ココナックリームは生のココナッツの実をピューレ状にしたもので飲み物に入れると合います。例えば、パイナップルジュースに入れて、氷とライムを搾って加えると、非常に気分がすっきりするフルーツカクテルができます。この飲み物にラム酒を加えると、「バイアオブファーイースト」というカクテルができます。しかし、ココナッツには心臓病との関係性が言われている飽和脂肪酸が入っているので使い過ぎないようにします。

種（シード）

種の栄養価がこんなに高いということは、決して驚くほどのことではありません。種の中には植物がそこから生まれて育つ要素がすべて入っているのですから。実際、種から発芽させてもやしをつくると、植物の酵素が豊富になり、種の中に含まれた豊富なビタミン、ミネラル、蛋白質、必須脂肪酸が引き出されて栄養価がさらに高まります。

種はホールで、そのままかローストして使うか、すりつぶして、ペーストやスプレッドに入れます。種にはオイル分が沢山含まれているものがあり、その場合は、オイルとして流通しています。ホールフードの料理に役立つのは、ヒマワリ、ゴマ、リンシード、アルファルファ、カボチャの種です。

ヒマワリの種

ヒマワリの種は、そのままで料理の中や、詰め物やトッピングに使えます。醤油をちょっとかけてからオーブンでローストするのが、特に美味しいです。このようにすると、食前酒のおつまみに使うことができ、子供のお弁当にも入れるといいでしょう。

ゴ　マ

ゴマの種は小さくてとても美味しいです。ペストリーやパンや料理の風味付けやトッピングにも使えます。すりつぶしてペーストの中に入れると、タヒニと呼ばれるスプレッドになります。黒ゴマと白ゴマがあります。タヒニは、中近東の料理でよく使われ、野菜のシチューに入れると食感と風味がよくなります。野菜と御飯に添えるソースとしてや、トーストにマーガリンと一緒に塗って食べたり、にんにくが好きな人には、つぶしたにんにくと合わせるとよいでしょう。また、ギリシャと中近東で食されるハルバという美味しいデザートのベースにもなります。これについては、スナックと甘いものの項で説明しています。また炒ったゴマに少量の塩を混ぜるとゴマ塩ができます。ゴマ塩については、スパイスと調味料の項で説明してあります。

カボチャの種

カボチャの種は、大きくて楕円形をしており片側は先がとがっていて、皮は固いです。ムースリーに加えたり、オーブン料理にふりかけたりできますが、個人的な意見としては、オウムの餌にしたほうがよいように思います。

アルファルファの種

アルファルファの種はものすごく小さくて、栄養価が高いので、料理に使うか、細い繊細なもやしを育てるために使います。最近はアルファルファもやしを、ヘルスフードショップやスーパーマーケットで売っています。私が台所の窓枠のところで生物の授業のように自分で作ってみた時には、腐らせてしまったので、美味しくて歯ごたえのあるもやしをキッチンで作り続けている人には脱帽します。入手方法はどうあれ、アルファルファのもやしと前に述べた緑豆（インゲンマメの一種）はサラダや炒めた野菜に栄養価をつけ加えます。

ほかには、もしかしたらブルーポピーシードという種を見かけるかもしれません。良い香りで、見た目にもきれいで、料理の中でも生かせるでしょう。

リンシード

前に述べたように、リンシードはオメガ３系脂肪酸を補うものとして、どんどん使われるようになっており、リンシードは挽くといろいろな料理に使いやすいです。

オイルとマーガリン

オイル類

オイルは、ナッツや種から作られています。

1940年代から60年代にかけてほかのすべての食物が精製され漂白されていく流れに乗って、オイルは、あまりに精製された状態になってしまいました。その結果、何のナッツや種からとられたのかがわからないほどになりました。

しかし現在は、自然な風味とオイルの色が失われることのない、コールドプレス法でとれたヴァージンオイルに回帰してきています。深い緑色をしているヴァージンオリーブオイルや、褐色のウォルナッツやヘーゼルナッツのオイルや濃い金色のピーナッツオイルと、薄い黄色の漂白したオイルとでは、比較になりません。炒め物をした時に、最後に純正ゴマ油をほんの少したらすだけで、深みのある香ばしい美味しさが出せます。ナッツのオイルはドレッシングの香り付けに最適です。ピーナッツオイルは特に中華料理によいです。大豆油、サンフラワーオイル、コーンオイル、サフラワーオイル（紅花油）は匂いが薄いですが安価で健康によいです。アーモンドオイル、ココナッツオイル、グレープシードオイルは、もっとデリケートで、ケーキを作る時に使われます。

マスタードオイルにはエルカ酸がたくさん含まれているので、食用には使えません。

インド料理の店に必ずおいてあるギーは、バターからできているので、避けるようにしましょう。しかし、ホールフードの店によっては、植物性のギーを売っています。インド料理には、ギーの変わりにオリーブオイルを使うことができるでしょう。

マーガリン

今では、市場におびただしい数のマーガリンが出回っています。しかし、そのほとんどがビーガン用ではありません。大抵は、何らかの形で牛乳成分が入っているので、避けたほうがよいです(オリーブオイルから作った新しいタイプのマーガリンですら、固形の乳脂肪が含まれています)。ラベルに書かれている成分表をよく読むようにして確認してください。

大豆製品

大豆からは、素晴らしい製品がたくさん作られるということは既に述べました。大豆は身体によいことがわかってきたので、大豆をさまざまな形で使えるのは幸運なことといえます。ビーガンにとってとても助かることは、大豆製品がほとんどの乳製品の代わりに使えることです。豆乳は牛乳に比べるとやや味の面で抵抗があるかもしれませんが、紅茶に入れても大丈夫ですし、朝食のシリアルとも合います（しかし、コーヒーとは相性が悪く、入れると凝固してしまいます)。豆乳のクリームは生クリームの代りとしてとてもいいですし、豆乳のヨーグルトも特にフレッシュフルーツと合わせると美味しいので、立派に乳製品の代用品になります。ヨーグルトを完全に諦めるのは難しいと思ったら、山羊の乳のヨーグルトが低脂肪で消化しやすい蛋白質なので、他のものよりはるかによいでしょう。羊の乳のヨーグルトは、牛乳のヨーグルトよりクリーム分が多いくらいです。例えば、ギリシャで売られているクリーミーなヨーグルトは、羊の乳から作られています。豆乳のチーズは代用品としてはいちばん向かず、あなたの食生活に加えないほうがよいでしょう。

大豆を発酵させると、香りの香ばしい味噌になります。これは、ブイヨンの代用品としても使え、それについてはあとのスパイスと調味料の項で詳しく述べます。

大豆に関して、次に説明するのは豆腐についてです。豆腐とは、とても柔らかい食品で、大豆からとる豆乳をにがりで固めたものです。凝乳は型に入れて押し出され、容器に入った形で、健康食品店やスーパーマーケットに搬送されます。これが中国人が「ビーンカード」と呼んでいる食品で、いろいろな形で料理に使えます。料理の中に入れる場合は、最初に数分間茹でるようにすると、少し固くなって扱いやすくなります。そうしないと野菜やソースの中に入れてかき混ぜると形が壊れてしまいます。豆腐自体にはごく薄い味しか付いていないので、他の食材の味がよくしみこみます。豆腐を揚げるときつね色になり、衣が周りにできるので、かりっとした食感が生まれます。熟練した料理人はピリッとしたソースや野菜と組み合わせたり、豆腐自体を油であげて、唾液が出てくるほど美味しいスナックや前菜を作ることができます。とても軽い、「絹ごし豆腐」と呼ばれる種類の豆腐があります。これは、キッシュやチーズケーキを作る時のベースになります。絹ごし豆腐は、ビーガン用のミルクシェイクや体力増強用の飲み物のベースにも使えます。

豆腐は、例えばバーガー、パテ、肉詰めパイやパンにつめる具など、他のホールフードの材料としても使われています。豆乳のヨーグルト以外に、豆乳でできたデザートが市販されています。バニラ味とキャロブ（イナゴマメ）味の2種類あります。これはバニラとチョコレートのカスタードのようなもので、子供のデザートやフルーツのトッピングとしてや、ほかのプディングの上に乗せて使えます。この商品は、他の豆乳ヨーグルトよりも味がよく、子供は喜んで食べるようです。

肉の代用品

ベジタリアン用の肉の代用品については、ベジタリアンが定着するにつれ過去20年くらいの間に大きな進歩が起こりました。多かれ少なかれ、これらの食品はグルテンミート（植物性蛋白質）かキノコの蛋白質からできているクォーンで作られています。このキノコの蛋白質は、非常に栄養価が高く（低脂肪で、必須アミノ酸を豊富に含んでいて）、テムズ峡谷の地中から1960年代に発見されたマイコプロテインの菌を培養して作り、現在は特別に設計されたプラント内で、栽培されています。グルテンミートとクォーンは、肉のような噛み応えがある食感をもっているので、肉の代用品に最適です。クォーンのほうがグルテンミートより若干歯ごたえがあるので、その分肉に近いと言えるでしょう。どちらも強いにおいはもっていませんが、豆腐と同じようにソースの味やマリネにした時の味付けがよくしみこみます。グルテンミートとクォーンは挽肉状にも肉の塊（シチュー用の肉の代用）にも、ペースト状にもでき、ソーセージにしたりハンバーガーにすることもできます。

これは、自分たちが通常食べているタイプの献立を変えることなく、ビーガンやベジタリアンになりたいと思う人たちにとって朗報です。さらに助けになるのは、市場によい商品がたくさん並ぶようになったことです。肉が入っていないシェパードパイや肉を使っていないミートパイ、ビーガンソーセージロールなど、軟骨や管が肉の中にまぎれ込むことがないという良い点があるし、普通の肉を食べている人たちも、すっかり騙されてしまうほどの味です。ただ、グルテンミートを使うことの意外な障害は、食事が大量の蛋白質中心になってしまう点ですが、あなたが食事の10〜20％が蛋白質になるようにと考えていて、全体に蛋白質の摂取を控えるということを忘れなければ、それでもよいでしょう。

ビスケット

幸いなことに、多くのビスケット類には、ホールフードのものが多いです。例えば、オート麦製ビスケット（オートケーキ）は理想的なホールフードのビスケットで、クリスプブレッドの多くもホールフードです。膨らませた米をつなげて固めた、外見がポリスチレンに似た形のライスケーキがあります。味は美味しいですが、食感は人によって好き嫌いがわかれます。この食品が役立つのは、小麦やグルテンのアレルギーが疑われる場合です。その場合はライスケーキにパテやスプレッドやジャムをつけて食します。

甘いビスケットのほとんどには、砂糖と脂肪分がたくさん含まれています。ですから、ホールフードのビーガン用のビスケットを作るには、創造力を駆使しなければならないでしょうが、やはり自分で作るのがいちばんです。一般的には、オート麦、フルーツ、ナッツをベースにしたビスケットがベストでしょう。フルーツピューレを煮て、刻んだナッツを加えれば、しっとりして、もっと面白い味で美味しいビスケットを作ることができるでしょう。

ドライフルーツ

ドライフルーツについては、ムースリーと一緒に朝食に、干しアンズ、イチジク、プルーンなどを食べるとよいということを述べました。もちろん乾燥したピーチ、ペア、デーツ、レーズン、サルタナもあります。レーズンの中の王様は、大粒のレクシアレーズンで、とても美味しいです。漬けておくか、他のドライフルーツや生のフルーツと混ぜて、フルーツコンポートにもできます。

他のドライフルーツとしては、バナナ、マンゴー、パイナップルがあります。私自身は、生の果物と相当味が違うので、それほど目の色を変えたりしませんが、甘いお菓子の変わりに、これだけを食べるか、ムースリーやデザートの中に入れて、食べるのが好きな人もいます。

ドライフルーツの問題は、ベタベタしていて、すごく甘いので、輸送の段階でカビがはえたり、バクテリアが繁殖する可能性が非常に高いのです。その結果、ドライフルーツの多くは、硫黄、オイル、殺虫剤、農薬に被われています。ここでも、またなるべくオーガニックなものを選ぶようにしてください。本当にオーガニックなドライフルーツは、加工してある果物以上に乾燥していることが多いので、ベタベタしていないし、カビに攻撃されずにすみます。このことは、生でその果物を食べるより、水気がないということを意味しますが、水に漬けると湿気が与えられて、元に戻るでしょう。このことのよい例は、前に説明したフンザアプリコットです。普通は乾燥して硬いナッツのような状態で売られていますが、前に述べた方法（p.72）で2日間漬けておくと、想像もつかないほど、汁気が多くて美味しいデザートに変身します。

ドライフルーツを煮て、ピューレ状にして、自家製のジャムやスプレッドを作るとよいでしょう。前にも言ったように、これはパイやタルトやデザートのトッピングのベースに使えますし、特に、生姜やベイリーフやカルダモンやシナモンなど、他にもお好みのスパイスを少し加えると、美味しいトッピングになります。

スパイスと調味料

ハーブやスパイスはそれぞれ説明しきれないほど、たくさんの種類があります。しかし、ここでもアドバイスは、ご自分でハーブを育てるのがよいということです。夏にはバジル、コリアンダー、ミント、チャイブなどがよいでしょうし、ローズマリー、セージ、タイムは年間を通して作れます。

ベジタリアン料理のかなめは、にんにくと生姜でしょう。おろし生姜は、既製品があり、自分でおろして作ることもできますが、レシピに加えておくとよいでしょう。ワサビの根を買うこともできます。これは、すりおろして野菜料理やソースに入れると、非常に強い香りがします。

大抵の人にとって、問題となるのは、塩の代わりに何を使うかということです。幸いなことに、醤油、たまり醤油、味噌など代用できるものがいろいろあります。最初の2種類は液状なので、塩味をつけたい時に降りかければよいのです。味噌はペースト状で、水に溶いてから、料理に加えて味をつけます。スープの味付けに使うこともできます。これらの調味料は塩分を多く含んでいますが、同時に他の栄養素ももっています。

特にミネラルに優れ、その意味で塩を使うよりもずっとよいわけです。味噌はよく米や大麦と混ぜて使われます。大豆が原料なので、蛋白質に富んだ栄養源で、ほかの栄養も多く含まれています。

ほかにも味付けに役立つのは、顆粒状のイーストのエキスで、固形ブイヨンの代わりに使えます。これらは塩分がやや大目なので、気をつけて使います。ビーコン（Vecon）茶さじ一杯をお湯に溶かすと、寒い夜に甘くない飲み物として紅茶の代わりに飲めるでしょう。

酢の仲間は、非常に役立つ調味料です。もちろん英国では、非常に強いモルトビネガー（醸造酢）があります。しかし、もっとソフトでデリケートなサイダービネガーやタラゴンビネガーがあり、素晴らしく美味しい、イタリアのオークの木で作った容器に入れて熟成させたバルサミコもあります。このような製法のために、普通の酢より甘くてデリケートな香りがするので、酢を使うレシピやドレッシングに最適です。変化をつけたかったら、時にはフルーツビネガーを使うのもよいでしょう。例えばラズベリービネガーに少量のウォルナッツオイルを加えると、とても美味しいサラダドレッシングになります。

サラダドレッシングについては、あまりオイルを沢山使い過ぎないほうがよいと前にアドバイスしました。その代わりに、オーガニックな絹ごし豆腐に玉ねぎ、ビネガー、マスタード、好みのハーブを混ぜたもので代用してもよいでしょう。しかし、こういうことに関しては、ジェーン・センの「ヒーリングフーズ・クックブック」に説明を譲りたいと思います。

マスタードとマスタードの種は香りづけにはとてもよい材料で、あらゆるレシピで活躍するでしょう。特に、粒マスタードかフレンチディジョンマスタード（ディジョン産の中辛マスタードで、通例白ワイン入り）がよく、こういうマスタードを使えば、ソースの味がピリッと引き締まるでしょう。

他にもアイディアとしては、半製品のカレーソースやマサラ、チャツネ、ピクルスをレシピに活用するというものがあります。このような材料を使うと、料理に甘さや酸味を加え、味に奥行きが出るので、とても面白い味が出せます。半製品で特に本格的なインドカレーのカレーソースは、インド料理の店などで入手でき、普通の野菜のシチューにカレーソースを入れただけで、立派な野菜カレーになります。

冒険心のある方たちは、料理に海草を使うことができます。各種の海草は、野菜や米や穀類に加えると、とても美味しくなります。自然食品の店でよく見かける海草は、海苔、昆布、アラメ、ワカメ、ヒジキです。これらの海草の味は、言葉ではなかなか表現しにくいものです。私が実際使ってみていちばんよかったのは、海苔を軽く火であぶって、手でもんだものを、御飯や穀類、オーブン料理やキャセロールの料理に振りかける使い方です。

もし塩を完全に諦めるのは無理だと思われるなら、塩分を大幅にカットするのに、ゴマ塩を作られるとよいでしょう。これは、炒ったゴマ（耐熱容器に入れたゴマを暖めたオーブンに入れて炒るか、フライパンでゴマが茶色に色づくまで炒ります）に少量の塩を加えたもの（ゴマと塩の分量は10対１）です。これは、塩分が少ないにも関わらず、香りが香ばしくて本当に美味しいです。

ほかにもよい知らせは、少しなら、ホームメードのマヨネーズを使ってもよいということです。卵の黄身１個に約150cc のオリーブオイルを入れて滑らかになるまでよく攪拌し、バルサミコかレモン汁を少量加えます。お好みでにんにくを少し入れてもよいでしょう。このマヨネーズを少量トマトスープに入れるだけで、質感や香りがよくなり驚くほどリッチな風味になります。勿論このマヨネーズはサラダに使ったり、オーブンで焼いたジャガイモにかけて出すこともできます。

他にベジタリアンの料理で定番の食材は色々形を変えて登場するトマトです。いちばん役に立つのはトマトピューレかもしれません。ピューレは沢山の献立の味を引き立てるために使うことができます。トマトの仲間のうち贅沢でお洒落なのは日光にあてたトマトで、風味が強く、いろいろなレシピの味を引き出します。

オリーブについても同じことが言えます。現在は英国でもあらゆる種類の良質のオリーブが手に入りますが、私の好きな味はカラマタという種類のオリーブです。実がしっかりしていて、ジューシーで非常によい味です。本当にオリーブが好きな人たちは、オリーブのパテには目がないでしょう。自然食品の店やデリカテッセンで売っており、料理の味をよくするために使ったり、そのままクラッカーに乗せたり、生野菜と一緒にスナックとして食べることができます。バジルのピューレも最近では手に入るので、真冬であろうと、フレッシュなバジル風味の料理を楽しめます。

マッシュルームはもちろん、それ自体だけでも取り上げられるくらいの食材です。マッシュルームの料理だけを特集してある本もたくさん出版されています。ここで、私がマッシュルームのことをとりあげた理由は、本当に少量でリゾットやパスタ料理全体にマッシュルームの香りがするということです。特別なきのこには、フレンチセープ（ヤマドリタケ：食用キノコ）、オイスターマッシュルーム、ボレッツ（ヤマドリタケに似たキノコの一種）、椎茸があります。これらは乾物の形が多く、水に浸すとよく戻ります。その後で切って炒め物やほかの料理に入れます。匂いは強いです。

チーズ

「ベジタリアン　チーズ」とは少し実体に即さない呼び名です。普通この言葉が指しているのは、乳製品から普通に作られているチーズですが、中にレンネット（チーズ製造用に使われる子牛の第四胃の内膜）が入っていません。この理由は、肉を食べないベジタリアンはレンネットが子牛の胃から摘出されたものなので、それを食べることは倫理観に反するからです。子牛が飲んだ牛乳がチーズのような形の蛋白質になって固形化するのは、酵素の働きのせいで、消化のためです。このことは、牛乳をチーズに変えて、商業レベルで生産する時に、大変役立つわけです。本当のベジタリアン、つまりビーガンの人たちのためには、なんと豆乳から作られたチーズもあるのです。しかし、このチーズは普通のチーズのようなものではなく、肉の代わりにグルテンミートの「挽肉」や「ステーキ」を使うのに似ています。白っぽい色をしたチーズの代用品より、ホムス（ヒヨコマメを水煮してペースト状にしたものをゴマ油などで調味したもの）や野菜のパテのような、純粋な代用品を使うことに慣れたほうがずっとよいと思います。

羊や山羊のチーズは、牛のチーズよりオーガニックな場合が多いでしょう。そして、この中では山羊のチーズが最も脂肪分が低いです。しかし、あなたが動物性の脂肪や蛋白質を低く抑えたダイエットを続けるのであれば、避けたほうがよい食品です。チーズの愛好者は、ほかの種類のチーズは使わないようにし、オーブンで焼く料理の時にパルメザンチーズを少量おろして使うことで、チーズの摂取量を低く抑え、チーズの香りは得られるようにしています。

スナックと菓子類

ホールフードのスナックの明らかなものは、ナッツですが、塩味をつけずに、ドライローストして添加物でコーティングをしていないものを食べないといけません。各種ホールフードのクリスプとこれも純正品ならホールフードのトルティーヤのチップスがあります。しかし、添加物の化学物質や着色料や人工甘味料が入っていないかどうかを、成分の表示をチェックして、必ず調べるようにしてください。バーバル（豆類の粉や小麦粉で味付けして作った薄い円板状の食べ物）も、よいスナックになり、ディップ用に使えます。ライスクラッカーも同じ目的に使えますが、これも添加物の有無をチェックしてください。

甘いものに関しては、ホールフードのお菓子のほとんどは、ナッツ、ドライフルーツや種です。代表的なものは、生のフルーツとナッツをまぜたものや、ナッツバー、ゴマのスナック、ドライフルーツバーかハルバ（すりつぶしたゴマの実と蜂蜜からできています）、もちろん、人々が好んで噛む甘草と甘草の根があります。お子さんには、広く市販されている極端に甘味の強いお菓子の味に慣れてしまう前に、できればこのような種類のお菓子を食べさせておくことを勧めます。

100%のフルーツジュースで飴を作ることが可能ですし、合成甘味料で甘味をつけたり、極端に甘いものよりも、そのほうがずっとよいでしょう。またこのような飴は、動物性脂肪と添加物がたくさん入っているアイスクリームよりずっと身体によいのです。

ベビーフード

赤ちゃんが、ホールフードのベジタリアンダイエットをするというのは、あまりに簡単にできるので、きっと驚かれると思います。現在英国では、オーガニックなベビーフードがたくさん揃っているということを聞くと、喜ばれる方も多いことでしょう。高品質のベビー用ミルクは、栄養価を高めた豆乳から作られています。「朝食のシリアル」と「豆類（ビーン）」の項で説明した多くの食品は、適宜野菜のピューレやフルーツピューレやジュースと混ぜると、離乳食を始める赤ちゃんによいでしょう。豆乳のヨーグルトや豆乳で作るデザートも、大抵の赤ちゃんに抵抗なく受け入れられるものです。赤ちゃんが甘いものを好むという考えは、大人の観点からの見方で、大抵の赤ちゃんはヘルシーな食べ物を美味しそうに食べます。そして早い時期にスタートすると、ホールフードを食べる習慣がつきます。

豆乳には植物性のエストロゲンが含まれているので、赤ちゃんに使い過ぎるのはよくないという意見があります。理論的には、植物性のエストロゲンが、赤ちゃん自身の性の発育と関係するエストロゲンの働きをブロックすると考えられますが、実際豆乳で育った子供が、この種の問題で悪影響を被ったというケースは、まだ報告されていません。

果物と野菜

このページ数では説明しきれないほど多くの果物と野菜があります。前にも述べたように、地元で採れるもので、しかも旬のものを食べ、食材を買う時には、とにかく新鮮でオーガニックなものを買うことが鍵です。いくつかの基本的な献立に自信がもてるようになったら、マーロウやナスやピーマンのような野菜の中に詰め物をしてオーブンで焼くことを覚えるとよいでしょう。もっとやってみる気がわいたら、中国人かインド人向けのスーパーマーケットを見つけてください。もっとエキサイティングな味覚や食材に出会えるでしょう。インド料理やベジタリアンの本（巻末参照）を買い揃えておけば、助けになるでしょう。本によってはベジタリアン料理に限定されていませんが、ビーガン用の素晴らしいレシピがたくさん載っています。

計画と買い物

これで、皆さんは自分の前には非常にバラエティに富んだ食物があることがわかったと思います。そうなると、食事を一気に変えようと思われるかもしれません。あるいは、段階を経て、時間をかけてゆっくり変えていこうと思う方もいるかもしれません。

どれぐらい早く、どの辺まで自分の食生活を変えていきたいか、それにはどういう助けが必要かを、皆さんが自分で決めやすいように、段階を経ていくプロセスを説明しましょう。すぐに全面的に移行できない人も多いかもしれませんが、一気に食生活を変えられる人たちがいれば、それはそれでよいでしょう。

ステップ1　　決心

第一段階では、どこまで食生活を変えていきたいかを決めて下さい。下記のリストをチェックして、自分で答えてみることをお勧めします。

1 肉はもう食べないと決めるか？ □
2 鶏肉やその他の鳥の肉はもう食べないと決めるか？ □
3 魚と貝はもう食べないと決めるか？ □
4 牛乳はもう摂らないと決めるか？ □
5 バターはもう摂らないと決めるか？ □
6 ヨーグルトはもう摂らないと決めるか？ □
7 チーズはもう食べないと決めるか？ □
8 生クリームはもう食べないと決めるか？ □
9 コーヒーはもう飲まないと決めるか？ □
10 紅茶はもう飲まないと決めるか？ □
11 塩はもう使わないと決めるか？ □
12 砂糖はもう使わないと決めるか？ □
13 精製食品や加工食品はもう食べないと決めるか？ □
14 蛋白質と脂肪の摂取量を減らす努力をするか？ □
15 果物、野菜、穀類、豆類の摂取量を増やす努力をするか？ □
16 毎日天然の清水やミネラルウォーターを飲む努力をするか？ □

ステップ2　　マスタープラン

さて、ここで、自分の決心を前向きな計画として書き出してもらいたいと思います。つまり、例えば１番の質問の答えとして、「私は赤身の肉を食べるのをやめるつもりです。」質問２「私は鶏肉を食べるのをやめます。」という具合にリストを順番に見ていきます。このようにすることで、あなたがどのような意志をもっているのかが、明確になっていくでしょう。数か月おきに見直して、もし変えやすくなってきて、あなたの意志が強くなってきたら、修正します。自分の決心を強めるために、数日おきに、書き出した内容を読み上げるようにすると助けになるでしょう。

ステップ3　サポート

次のステップは、どれくらいのサポートをあなたは必要とするかを決めます。最初に、ご自分が前向きに考えた計画を書き出して家族やパートナーに見せ、家族があなたと一緒に食生活を変える気持の準備ができているかどうかをチェックすると役立つでしょう。もしその答えがノーなら、彼らがどういう形であなたをサポートでき、どういうことをするとあなたを妨害することになるのかを説明してあげてください。あなたが自分の分の食事を料理し終わるまで待ってから、家族が自分達の料理をするようにしてもらうようにするか、あなたが新しい食生活を確立するまでは、誘惑になるような食物は買ってこないようにするということを提案し、説明してください。始めてすぐの段階で、あるいは献立をひとつかふたつしか知らないうちは、あなたの新しい食生活へ一時的に参加してもらうなど家族に頼んでみましょう。そうすれば、週に２、３回はあなたも自分のための料理を作るのを休むことができるでしょう。もしあなたが具合が悪い時には、友人とか同僚とかサポートグループで知り合った人など、一緒に新しい食生活をスタートさせる仲間を見つけることができるかもしれません。

次の質問は、あなたが食生活を変えていく期間にカウンセラーや栄養療法士や医師などに、定期的に会う必要があると感じているかどうかです。特に、自分のことを食事に関して強迫観念にとらわれていると思ったり、食べ物を精神安定剤代わりにする傾向があったり、食事を変えるプロセスに影響があるかもしれない治療や医学的な点を考慮する必要がある場合は、この質問は大事です。ブリストルがんヘルプセンターでは、アドバイスを求めている人にカウンセラーや栄養療法士やホリスティック・ドクターを紹介するインフォメーションサービスを設けています。

ステップ4　　ゲームプラン

次にやることは、この問題をどういう方法で実行するかを決めることです。まずは一食だけ変えていくというのがいちばんやりやすいと考える人が多いです。最初は朝食から始めて、昼食も変えて、最終的に夕食も変えるようにします。人によっては、このようなやり方は向かないかもしれません。変わりに一気にすべての食事を変えてしまう方を選ぶ人もいるかもしれません。その場合も、身の周りにいる人たちに自分の意志をはっきり伝えるようにしましょう。また、自分の食事にヘルシーな食品をまず加えていって、それから健康によくない食品を抜いていくようにします。例えば、１日に果物を数回食べ、１日のメインの食事２回で野菜をとるということを先に決めて、始めることができます。それから、「ホールフード」に進んで、漂白された食物を抜いていきます。そして徐々にシリアルや穀類、豆類をもっと導入していって、最後に肉、乳製品、塩、砂糖を抜きます。

ステップ5　　　半分はクリアー

次のステップは、自分が既に知っている献立や食品で好きなものの中で、何が自分のマスタープランに合った食事かをみていきます。例えば、ベイクトビーンズのトーストのせ、レンズマメのスープ、ベイクトポテト、蜂蜜入りの粥は、この分類に入るし、ほとんどのサラダやフルーツサラダや多くのパスタ料理も大丈夫だということを忘れないでください。

もう自分が既に食べているものの多くがビーガンだということに驚かれることでしょう。それに、あなたが普段食べている献立の肉を代用品に変えるだけで、ビーガン料理になるものも多いのです。例えば、挽肉状のグルテンミートを使ってパスタボロネーゼあるいはシェパードパイを作ることもできるのです。最初の頃は、グルテンミートのハンバーガーをブラウンブレッドのロールパンにサラダ菜と挟むこともできるでしょう。ですから、ヘルシーな食生活に変えるということは、皆さんが想像するほどひどいものではありません。

ステップ6　　　食事の計画

理想的なホールフードの朝食として、ムースリー、シリアルかポリッジ（粥）、煮た果物か生の果物（フルーツサラダに入れて）の豆乳ヨーグルトあえ、全粒粉パンのトーストかフルーツブレッドにマーガリンと低糖ジャムと蜂蜜、ナッツか種のスプレッド。

フルーツジュースかハーブティーを添えてという説明を既にしました。時には、料理した朝食を食べたいことがあるでしょう。その場合は、ベジタリアンソーセージ、マッシュルーム、トマトのグリル、それに卵もつけたらよいでしょう。

1日の中でいつの食事をメインにするかを自分で決めます。前にも述べたように、昼食をメインにするのがよいですが、仕事の関係で、そうできない場合もあるでしょう。そういう場合に理想的なランチは、レンズマメかインゲン豆のスープにレタス、サラダ菜、インゲン豆、ライスなどを入れたサラダをつけます。他には、ベジタリアンパテかホムスにサラダやオリーブやアボガドを挟み、組み合わせをよく考えたサンドイッチでもよいでしょう。あなたは、野菜のパイや肉の代用品入りパイや軽いパスタにサラダを添えたもののほうを好むかもしれません。食後に生の果物か搾りたてのフルーツジュースか豆乳で作ったデザートを出します。

メインの食事には、いろいろなものが選べます。野菜炒めにライスか他の穀類を付け合せたもの、インゲン豆かレンズマメのシチューかキャセロール、パスタ料理（ベジタリアンラザニを含む)、シェパードパイ、ベジタリアンカレー、チリー、オーブンで焼いた野菜、クランブル（煮た果物に小麦粉、ヘット、砂糖の練り合わせを載せたもの)、パイ、ローストしたナッツ、リゾットそして、たまには魚のグリル野菜添えが食べられます。もちろんこの他にグルテンミートが入ったパイ、ベジタリアンソーセージなどの市販されている手軽な食品もあります。

シリアルやドライフルーツ、フルーツスプレッド、スープを作るための基本的な野菜と、ランチ用のサラダ用野菜が手許にあれば、朝食と昼食をきっとカバーできると思います。現在では大抵のスーパーマーケットで、とてもよいホームメイドの野菜スープが手に入ります。レンズマメや冬野菜のスープの場合、生クリームやバターを少ししか使っていないので、そういうものを選んでください。メインの食事については、あなたが食生活を全面的に変えるようになる前に、ご自分が既に知っておられる献立を少なくとも７つはあげて、リストに書き出すことをアドバイスします。７種類のメインの献立を頭に入れただけで、食生活を変えるのに必要な最小限の基本的技術を既に学んだことになるでしょう。

食事の計画を立てるには、食物に含まれるビタミンやミネラルを確認したいと思われるかもしれないので、次に箇条書きにしてあります。

ビタミン・ミネラル	作　用	含まれる食材
A（レチノールとベータカロチン）	感染症や抗酸化物質を予防する。免疫力を高める。いろいろな種類のがんを予防する。	人参、クレソン、キャベツ、スカッシュ、さつまいも、メロン、カボチャ、トマト、ブロッコリー、アプリコット、パパイヤ
B（エルゴカルシフェロール）	カルシウムが失われないようにし、強く健康な骨を維持するよう助ける。	にしん、さば、鮭、他の魚、乳製品、鶏卵
E（dl-α-トコフェロール）	抗酸化物質。がんを初めとして、細胞がダメージを受けるのを守る。身体が酸素を使うのを助け、血栓を防ぎ、傷の治癒力を促進し、皮膚に	未精製の植物性オイル類、種（シード）、ナッツ、インゲンマメ、エンドウマメ、小麦胚芽、ホールグレイン、油ののった魚、マグロ、さば、

	よい。	鮭、サツマイモ
K (フィロキノン)	血栓ができるのをコントロールする。	カリフラワー、芽キャベツ、レタス、キャベツ、インゲンマメ、ブロッコリー、エンドウマメ、クレソン、アスパラガス、ジャガイモ、トマト、乳製品
C (アスコルビン酸)	免疫機能を強化する。感染と闘う。コラーゲンを作る。(骨、肌、関節を強くする)、抗酸化物質(汚染物質を解毒し、がんや心臓疾患を予防)。抗ストレスホルモンを作り、食物をエネルギーに変えるのを助ける。	ピーマン、クレソン、キャベツ、ブロッコリー、カリフラワー、ストロベリー、レモン、エンドウマメ、メロン、オレンジ、グレープフルーツ、ライム、トマト

B_1 (チアミン)	エネルギーを作るのに不可欠。脳の機能及び消化機能。身体が蛋白質を使うのを助ける。	クレソン、スカッシュ、ズッキーニ、アスパラガス、マッシュルーム、エンドウマメ、レタス、ピーマン、カリフラワー、キャベツ、トマト、芽キャベツ、インゲンマメ
B_3 (ナイアシン)	血糖値のバランスをとる。コレステロール値を下げる。炎症と消化に関わる。	マッシュルーム、マグロ、鮭、アスパラガス、キャベツ、さば、トマト、スカッシュ、ズッキーニ、カリフラワー、無漂白シリアル類

B_6 (ピロドキシン)	蛋白質の消化と利用、脳の機能、ホルモン製造に不可欠。自然の抗鬱剤、利尿剤、アレルギー反応をコントロールする助けになる。	クレソン、カリフラワー、キャベツ、ピーマン、バナナ、スカッシュ、ブロッコリー、アスパラガス、レンズマメ、芽キャベツ、玉ねぎ、種、ナッツ
B_{12} (シアノコバラミン)	蛋白質を使うのに必要。血液が酸素を送っていくのを助ける。神経系に不可欠。タバコの煙やほかの毒素を解毒。	魚、牡蛎、いわし、マグロ、鶏卵、海老、カッテージチーズ、ミルク、チーズ

一週間の献立例

ステップ7

買い物リスト：買い物リストの基本項目を作って、台所の壁に貼っておくようにします。毎回買い物に行く時には壁のリストを見て確認するようにすれば、生活しやすくなるでしょう。普段から作っていた料理の買物リストは頭の中に入っているものですが、これからは違うわけですから。それに、「買ってはいけないもののリスト」も作っておくとよいかもしれません。それを最初のリストの隣に貼っておけば、自分の意志を強化できるでしょう。大手のスーパーマーケットにも、ビーガン向け食品がどんどん並ぶようになってきていますが、あなたの家の近くでいいヘルスフードの店を見つけて、時間をさいてそこも覗いてみるように勧めます。そういう店にこれまで行ったことがないなら、相当な量の食品が揃っていることを知れば、きっとインパクトを感じることでしょう。これは、普通のスーパーマーケットにある、ヘルシーな食生活には合わない何千何百とある商品の中からヘルシーな食品を選び出す体験と、対照的でしょう。

下記のリストは、毎週チェックするための「マスターリスト」として使えます。

オーガニックな全粒小麦粉のパン
フルーツブレッド
塩味のビスケット
クリスプブレッド

ライスケーキ
オート麦製ビスケット
全粒粉のダイジェスティブビスケット
全粒粉のケーキ

豆乳
豆乳ヨーグルト
豆乳デザート
オーガニック鶏卵
マーガリン（水素添加した硬化脂肪酸を含まないタイプ）
油（オリーブオイル、ピーナッツオイル、その他ナッツオイル）

お茶、ルアカ茶、ハーブティー、フルーツティー
大麦茶、ヤヌー茶、バンブー茶
ミネラルウォーター
フルーツジュース

フルーツスプレッド（砂糖無添加）
マーマレード（砂糖無添加）
蜂蜜
タヒニ
ピーナッツバター
ホムス
野菜パテか野菜スプレッド

全粒粉
玄米
レンズマメ
インゲンマメ

シリアル
粥用オーツ（オートミール用かジャンボ）
ムースリー（自然食品店の甘味料無添加ナチュラルムースリー）
ナッツ
種（シード）
ドライフルーツ

パスタ（乾麺か茹でたて）
ヌードル類
パスタ用ソース

ピクルス（適量）
マスタード
マヨネーズ
ビネガー（バルサミコ、フルーツビネガー、サイダービネガー）
チリソース
醤油
中華ソース（黄豆ペースト、黒豆ペーストなど）

味噌
マリーゴールド低塩顆粒ブイヨン
黒胡椒
ハーブとスパイス
にんにくと生姜
トマトピューレ
クリピューレ
ココナッツクリーム
トマトの缶詰
金時豆缶詰かほかの豆類缶詰
スィートコーン缶詰

野菜　根菜、葉もの
サラダ用野菜
果物

豆腐
クォーン（キノコからつくられた植物性蛋白質）
挽肉状、ブロック肉状、ソーセージ状
グルテンミート（植物性蛋白質のソーセージ、ベーコン）
魚
半製品スープ
半製品（パイ、肉入りパイ、パン）

理想的な食事

私は、大量な蛋白質を中心にした食事を基礎にした西洋型の食生活から遠ざかるようにと、何度も本書の中で繰り返してきました。では、理想的な食事とはどんなものなのでしょう？

中国人やインド人の食生活を考えてみてください。少量の蛋白質をソースにまぶして調理し、大量の米、パン、野菜とともに供します。基本に、毎食炭水化物と野菜や果物を食事の主要部分として確実に摂るようになっています。おおまかに言って、炭水化物が毎食の40％を占め、野菜も40％、蛋白質が10〜15％で、脂肪が５％となっています。例えば、トマトか野菜ベースのソースで煮込んだ豆を米の上にかけ、大盛りのサラダを添えるというのは、理想的でしょう。ほかには、炒めた野菜を玄米と蒸し煮にした豆腐またはクォーン（キノコから作られた植物蛋白質）と一緒に添える献立もよいでしょう。

ナッツ入りのピラフに野菜カレーかダール（各種のひき割り豆を煮込んだカレーの一種）も非常にバランスのとれた食事です。また、スープとサラダにホムス（ヒヨコマメを水煮してペースト状にしたものをゴマ油などで調味したもの）とブラウンブレッドもよいでしょう。

このような食事をするようになると、食後お腹が張ったり、吐き気がしないことに気づかれるでしょう。それに漂白された食品を食べていた時のような、エネルギーが急に増加し、またすっかり低下する状態は経験しなくなります。食物がある時間をかけて消化吸収されていくので、一定の持久力があるエネルギーの状態を経験し、全体として、徐々に強く健康になり、全体に感覚が鋭敏になるでしょう。

食事の時間

1日に3食食べる習慣をつけるように努力してください。そして、できれば、昼食をメインの食事にするように習慣づけましょう。食事をとる時に、ゆっくり時間をとるようにし、食べ物を味わって食べるようにします。特に食後にある程度の時間をとり、消化によいようにします。夕食は7時までに食べるようにして、就寝前に消化する時間が十分あるようにします。

速くできる下ごしらえ

ビーガン（完全な菜食主義）やベジタリアン（卵、チーズなどは食べる菜食主義）になるのは難しいと多くの人が感じるのは、食事の準備に時間がかかることです。この本で述べているような食事の場合、ひとたび慣れてしまえば、調理にかかる時間は普通の食事の場合と変わりません。しかし、なるべくやりやすくする助けになる工夫はあります。

まず、下ごしらえのしてある豆や炊いた御飯を冷蔵庫に用意しておくとよいでしょう。米を炊いたり、豆を煮る時には、必要な量より多めに調理し、残りにごく少量のオリーブオイルをからめておきます。そうすれば、ライスにリンゴやスィートコーンや赤ピーマンやピーマン、玉ねぎなどを切ったものを加えたり、豆に少量の玉ねぎ、にんにく、パセリ、トマトを加えるだけで、手早くサラダができあがります。オイルとビネガーや、ドレッシングを添えれば、立派な料理になります。

また、豆ならシチューなど煮込み料理にし、ライスなら炒めごはんにして、熱を通して使うことができます。玉ねぎ、トマト、にんにく、トマトピューレとハーブで簡単にソースを作り、豆を入れて煮ます。これで、米を炊いている間に、メインコースができあがりです。もちろん簡単に料理するために、豆の缶詰をこのような形で使ってもよいでしょう。ライスと豆は、このような形であとで料理に使うために下ごしらえだけして冷凍することもできますし、豆のシチューや野菜カレーやパスタ用のソースなどをまとめて作っておいて、冷凍しておくこともできます。

しかし、強調したいのは、冷凍庫も少し長めに入れておける冷蔵庫程度に考えていただきたいということです。長く冷凍しておけば、食品は劣化するからです。冷凍した食品は3週間以内に使うようにしてください。もちろん、最初から生の食材で料理をできるのなら、それにこしたことはありません。

フードプロセッサーがあると、野菜サラダを作るための時間を大幅に減らせますし、冷蔵庫にドレッシングをビンに入れて保存しておけば、短時間で食事の準備ができます。かなり高くつくサラダになりますが、大手のスーパーマーケットに売っているサラダ用にカットされた野菜を買ってもよいでしょう。

例えば、下ごしらえがされているトマトソースを使えば、パスタの食事も10〜15分で、できるでしょう。パスタを茹で上げる間に、サラダ用のカット野菜に冷蔵庫から出したドレッシングをかけます。週に1回か2回はスープを沢山作っておくとよいでしょう。スープストックは味付けに使うことができますし、煮えたスープの半量をフードプロセッサーかブレンダーでピューレ状にして、残りのスープが入っている鍋に戻して煮込みます。そうすると、野菜の形が残っていて食感が楽しめ、クリーミーなとろみもついた美味しいスープができあがります。もし、スープの材料全部を煮て、途中でピューレ状にして、また鍋に戻して煮込めば、ポタージュ状のスープができます。

覚えておくとよい簡単にできる定番のスープは、レンズマメ(赤いレンズマメ、タマネギ、トマト）のスープ、ニラネギとポテトで作るヴィシソワーズ、オニオンスープです。この3種のスープは、簡単に作れてすごく美味しいです。じっくり時間をかけてたくさんスープを作ることがあったら、冷蔵庫か冷凍庫に2、3食分入れておけば、温めればすぐに食べられるでしょう。そして、もちろんシチューやスープは一晩置いたほうが、味がよくなります。

間　食

次に、ベジタリアンになるのが難しいと多くの人たちが困るのは、「スナックの問題」です。スナックとして、よく手を伸ばすのはチーズ、ビスケット、甘いビスケット、ケーキ、クリスプ、サラミ、ミートパテ、チョコレートなどです。この症候群は前にも説明したように、よくない食べ物を食べていると、血糖値が非常に高いところから低いところへと大きく揺れ、間食で何かを軽く食べたくなったり、大食いしたくなってしまいます。このようなことをしていると、必要なカロリーの倍ものカロリーを毎日摂ることになり、肥満になり、常に疲労感を感じるのは言うまでもありません。

しかし、スナックを完全になくしてしまうわけにもいかないので、悪い習慣に逆戻りするよりは、すぐに作れるホールフードの食べ物を用意しておいたほうがよいでしょう。

理想的なものは、クリスプブレッド、ホムスを添えたオート麦製ビスケット、野菜のパテ、イーストのパテ、オリーブのパテ、バジルのパテです。一級品のオリーブが手に入るようなら、それでもよいし、美味しいナッツや種があれば間に合うでしょう。理想的には、ピスタチオや松の実、ピーナッツ、カシューナッツ、マカデミアナッツがよいでしょうし、たまり醬油をかけてローストしたヒマワリの種もいいです。人によっては、ピーナッツにレーズンとスルタナ（地中海地方産の黄ブドウの干したもの）が混ざったような、ドライフルーツとナッツのミックスを好む場合もあります。スナックとしては、ドライフルーツだけでもよいでしょう。いちばんよいのは、干しイチジク、干しピーチ、干しアンズです。

ホールフードのクリスプとトルティーヤチップスがたくさんあって、普通は純粋に小麦粉と水からだけで作られていますが、添加物や塩が入っていないか確かめてから買ってください。他には、ピーマン、セロリ、人参などを切ってスティック状にしておいて、ホムスか野菜のピューレをつけて食べるようにすることもできます。いちばん大事なことは、前もって考えて、心づもりをしておくことです。そうすれば、何か口淋しくなった時に、冷蔵庫か棚を開ければ、何かがあるようにできるでしょう。

家族に関して

あなたの家族の年齢がいくつぐらいかは、菜食中心に食生活を変える時に、それを喜んで受け入れるかどうかに大きく影響するでしょう。最近では、学校でも環境問題について教育し、テレビでもとりあげられるので、十代の若者が自分の考えでベジタリアンになる場合も多い時代です。しかし一方、肉を食べたいという意識が非常に強くて、食習慣を変える気など全くなく、特に親のあなたがすることには従いたくないティーンエージャーもたくさんいるでしょう。もし、子供さんがこのような点で自分の考えがはっきりしているようであれば、自分の食べる物に関してインプットを与えられるだけの年齢に達しているということですから、あなたは食材だけを用意し、自分達の分は自分で料理するように仕向けることを強くお勧めします。非常に幼い子供の場合は、豆や野菜ピューレや豆乳ヨーグルトや豆乳デザートに抵抗なく、従順に従うでしょう。これらの両極端の間の年齢層、ちょうど3歳～13歳くらいがいちばん難しいでしょう。このくらいの年齢の子供は、普通自分の食べ物の好みが極端に頑固で、友達など同じ年代の影響を強く受けています。この年齢層には、なるべくすべてのことが普通に見え、普通に感じられることが大事で、グルテンミートのソーセージやハンバーガーやステーキの塊やベジタリアンミートパイが非常に重要な価値をもっているのです。

ですから、食生活の変化は、ゆっくり時間をかけて気づかれないように移行することをアドバイスします。子供達に、何を食べるのが身体によいかを教え諭したい誘惑に、あなたが負けないようにしてください。そんなことをしたら、あなたがしようとすることはことごとく頑なな抵抗に合うことでしょう。幸い、最近のマスコミはヘルシーな食べ物の方向になびいています。しかし、学校給食は今までの暗黒の時代のままのところがほとんどです。学校のPTAや教育委員会の様子をロビー活動で調べて、子供さんの学校の給食の方針に影響を与えられるようにしてみる価値はあるのではないでしょうか。もし学校にお弁当を持っていくのでしたら、なおやりやすいでしょう。

季節を味わい、変化をつける

7種類のメインディッシュの献立をマスターしたら、もうあなたはビーガンのライフスタイルを始める準備ができたことでしょう。あとは、実際に作ってみて、献立の幅を広げていくだけですから。栄養面からもあなた自身の創造性から言っても、いろいろな献立を工夫し、新しいことを試してみることが大事です。幅広く身体によいものを食べることは、栄養面から見ても、バランスがとれてくるからです。季節により献立を変えて、旬のものを食べるようにします。旬の新鮮な食材は、栄養価が高く生命力も強いし、味もいちばんよいわけです。他にも季節のものを買って食べることのよい点は、季節外れに買うより価格が安いことで、季節ごとに違う食材になっていけば、献立に飽きることがないからです。

段々、冒険をしてみる気になって、献立の彩りや味、新しい調理法、ハーブやスパイスの使いこなし方、各国料理からの知恵など試してみたくなるでしょう。こういう形での料理はずっと楽しめるし、満足感が得られるので、前にも増してより健康に、より幸せになっていけ、身体にも本当によいということがわかってくるでしょう。

ストレスと失敗例

あなたは、多分がんに対するホリスティックアプローチやがんの予防は、ストレスを軽減し幸福感や充足感、喜びを中心に考えられているということを、十分にわかっておられると思います。

しかし、食生活を変えて、自分が好きだった食べ物を諦めなければならないのは、一見その反対のように思えるかもしれません。ほかにも陥りがちな危険性として、がんになったことでとても脅えている人が、このような食餌療法のことを厳格に考え、それにしがみついて、それがうまく進まなかったり、健康な食生活を維持できなかった時に、強迫観念をもつくらいのストレスになってしまうことがあります。私たちの食事の問題は、それがすべてではなく、ほんの一部分に過ぎないということを忘れてはなりません。いちばん大事なことは、自分に厳しくし過ぎないことです。もし、食事を変えることが辛く感じられるなら、無理をして急ぎ過ぎているのかもしれません。変化するのに必要な情報やサポートが十分でないのかもしれません。他にも影響を与えている要素が例えば感情面やストレスとの関係であるのかもしれません。そうだとすれば、その部分を先に解決しないと、完全に食事を変えることができないかもしれません。

しかし、人間のほかの面でも見られるように、このプロセスにとっては、とにかく健康な食生活の方向へ向かっていきたいという願いが、いちばんの基礎になると思います。この決心に数週間かかる人もいれば、何年もかかる人もいます。私の友人で賢明な人が、どうやってそういう決心を固めたのかという質問を受けました。「1日10分間、自分がこうなってほしいというイメージのトレーニングをしたからといって、どうやったら残りの23時間50分に自分が考えることにも、影響を与えられますか？」彼は、「もし犬がいて、風にのって何かいい匂いがしてきたら、彼の鼻はその方向に引き寄せられ、彼の体はその鼻の向く方向に走り出すしかないでしょう。」このことは、願いをもつ場合にも同じです。もし、あなたが自分のマスタープランをもう一度読み返して数週間おきに、自分の選択を確認しなおしたら、変化は必ず徐々に起きていくでしょう。

ほかにも栄養面に関して覚えていてほしいのは、ほとんどの時間にあなたが食べているものが影響を与えるのであって、時たま、その通りにできなかったりすることが、失敗したということにはなりません。実際、皆さんは興味深いと思われることでしょう。つまり、もしホールフードのダイエットをしばらくしてきた後で、ステーキやポテトチップスを食べて、お菓子に生クリームがどっさりというデザートまで一晩でたいらげたとすると、大量の蛋白質と脂肪と糖分を消化しなければならないという生理学的なストレスに対抗する状態をまた体験するので、それが身体にとってどういうことなのかを、前より以上にはっきりわかるだろうからです。ですから、実際食べたくなって、身体に悪いものを食べれば、新しい食生活のもたらしたよい変化を、改めて再認識することになるでしょう。

しかし、真面目な話、もし、ほんの数日間道から逸れてしまうことがあったとしても、ご自分の身体に優しくして、あまりひどく痛めつけないようになさってください。もし、こういう状態が起こったら、助けやサポートを求めて、栄養療法士に会って、もっと勇気づけてもらうとか、あなたの現状に即した、より現実的なマスタープランを改めて作り直すなりするとよいでしょう。このプロセスを2、3か月おきに繰り返していけば、最終的には、あなたのニーズにぴったり合った正しいダイエットがわかる時がくると信じてください。

ジェーン・センによる1週間の献立参考例

自信がついてきたら、次のメニューを参考にして、自分に合った1週間の献立を作ってみましょう。

朝食

1　絞りたてのフルーツジュースか野菜ジュース

オート麦か玄米を豆乳で炊いたお粥（ほかの穀類でも構いません。砕いた小麦か、キビで試してみてもよいでしょう）に、リンゴジュースか水に一晩つけたドライフルーツ（プルーン、アプリコット、イチジク、デーツ、レーズン、リンゴ、ペア）を添えて食べます。お好みで、細かく刻んだナッツを入れてもよいでしょう。

2　絞りたてのフルーツジュースか野菜ジュース
グラノーラタイプのシリアルに豆乳をかけ、バナナを切ったものか、生のイチジクを２、３個入れます。
全粒粉パン一切れにスプレッドを塗り、厚切りのトマトを乗せてオリーブオイルを振りかけ、５分間ホットグリルで焼きます。

3　４、５種類のフルーツを入れたフルーツサラダにナッツ（軽く炒ったココナッツが美味しい）を散らします。トーストかライスケーキに低塩のスプレッドかマメのパテかピーナッツバターを添えます。

4　絞りたてのフルーツジュースか野菜ジュース
全粒粉パンのトーストにオーブンで焼いたマメをのせる。
カリカリしたパンに砂糖無添加のフルーツスプレッドか蜂蜜を塗ります。
ペアかリンゴを添えて。

5　豆乳を使ったデザートにフルーツソース（例　バナナ、ピーチ、ストロベリー、アンズ、ラズベリー、リンゴ、ペアを一緒にミキサーかフードプロセッサーにかける）を添え、グラノーラタイプのシリアルか炒ったナッツか種を上に散らします。
トーストしたマフィンかフルーツブレッドに豆乳マーガリンか砂糖無添加のフルーツスプレッドを塗ります。

6　絞りたてのフルーツジュースか野菜ジュース
ドライフルーツのコンポート（アンズ、デーツ、イチジク、パイナップル、マンゴー、プルーン、木苺類、リンゴ、レーズン）。リンゴジュースか水に一晩つけたものか、火にかけて柔らかくなるまで煮たものを、温かいままか、冷やして出す。オート麦か米のミルクを添えます。少し贅沢にしたいなら、ピーナッツクリームかパンケーキなどとあわせて。

7　絞りたてのフルーツジュースか野菜ジュース
オーガニックなコーンフレークかシリアルに豆乳をかけ、全粒粉パンをトーストして、豆腐の薄切りを乗せ、たまり醤油かタヒニ（ゴマの実でつくる練り粉）をかけ、トマトの半切りと一緒にホットグリルでこんがり焼きます。
フルーツ

8　絞りたてのフルーツジュースか野菜ジュース
ムースリーに豆乳（ホットかコールド）をかけます（ムースリーを豆乳に一晩つけておくと、クリーミーで消化によくなります）。トーストかライスケーキにつぶしたバナナを添え、炒りゴマか、炒ったケシの実かひまわりの種を振りかけます。

次の献立のほとんどは、ジェーン・センの「ヒーリングフーズ・クックブック」に作り方が載っています。

メインの食事

1　ニラとマッシュルームのクルスタード（詰めもの）クリームソース
人参の生姜とゴマ風味
軽く茹でた緑の野菜
トマトとキュウリのサラダ
パセリのみじん切り入りドレッシングあえ
ペアにアーモンドクリームか豆乳をかけたデザート

2　アスパラガスとブラジルナッツの炒め物
玄米かヌードルにおろした人参と葉タマネギの小口切りを、食べる直前にかけて出します。
白菜の千切りとセロリと芽キャベツオレンジ風味ゴマドレッシングあえ
干しアンズのコンポート（リンゴジュースをひたひたになるくらい入れて柔らかくなるまで煮る）のオレンジスパイスクリーム添え。

3　豆と野菜のモロッコ風煮込み
蒸したクスクスかブルグア（ひき割り小麦を煎った穀物食品）
グリーンサラダにガーリックドレッシング添え
ストロベリーとペア（またはリンゴとオレンジ）バナナクリーム添え

4　マレー風スパイシー豆腐
人参の甘酢煮

ライスまたはヌードルに同量の細切りクレソンを直前に炒めて添える。

ほうれん草とヒマワリの種のサラダ

茹でたペアにストロベリーかラズベリーのソースがけ（野菜や果物で作ったとろみのあるピューレ）

5　パースニップとカシューナッツのガレット

ウイキョウまたはポテトのクリーム煮

軽く調理した緑の野菜

赤キャベツサラダのクリーミーな辛子ドレッシングあえ

フルーツサラダ（最低4種の果物を使って）

6　ひもかわ状パスタマッシュルームとバジルのクリーミーソース添え

辛子風味野菜のグリル（ナス、タマネギ、トマト、ズッキーニなど）

キュウリとグリーンのサラダトマトドレッシング

焼きリンゴのブラックベリーソースかけ

7　野菜カレー

スパイシーなレンズマメのお好みメニュー

ライスまたはキノア（アンデス高地産のアカザ属の植物のヒエ状の実）に生か茹でたほうれん草添え

トマト、キュウリ、赤タマネギのサイコロ切り、クリーミー・ミントドレッシング

パイナップル

8　カボチャの煮物に緑のレンズマメ添え

カブの香草たれかけ
カリフラワーサラダ温菜
キャベツと赤キャベツの千切りサラダ
イタリア風アーモンドプディング

軽い食事

1 とうもろこしのチャウダー
ホットグラナリーブレッド
赤キャベツとクレソンとピーカンのサラダ
好きな果物2切れ

2 ケシの種入りサワークリームパスタ
トマト、タマネギ、オリーブにカラシナのサラダ
メロン

3 パースニップ赤トウガラシソース
流水で洗ったままか、軽く茹でたブロッコリー
もやしとナッツのサラダ、レモンとクミンのドレッシング添え
パイナップルとオレンジ

4 ナスのグリル、サルサソースがけ
ピーチかプラムかアンズ

5 ズッキーニとポテトのロスティ（ジャガイモをローストしたもの、スイスの郷土料理）
ブロッコリーとマカデミアナッツのガーリックサラダ
トマト

豆乳のデザート

6　キノアのピラフ

生のトマトソース

グリーンサラダ　アボガドのクリーミードレッシング添え

ブドウ

7　全粒粉パンまたはピタブレッドにホムス（ヒヨコマメを水煮してペースト状にしたものをゴマ油などで調味したもの）、チュニジア風サラダとレタスの千切り挟み

ヘーゼルナッツとバナナのケーキ1切れ

8　カリフラワーのクリーミースープ

スパイシーフライドポテト（オーブン焼き）

クレソンを散らしたサラダ

ドライフルーツ　アンズ、デーツ、イチジク

4章 食べて治す

健康と食生活の間の関係はいろいろな角度から見ることができる、ということをこれまで述べてきました。つまり、誰にでもあてはまる「健康を維持するためのよい食生活」というものから、「治療の一環としての食餌療法」までが、そこには含まれます。

治療目的の食事とは、食事そのものを使って治療するということで、普通は非常に厳格な食餌療法を勧められることが多くなります。つまり、身体の毒素を体外へ排出させ、エネルギーのレベルを急速に高め、栄養の偏りを正し、エネルギーのバランスを整え、不足しているビタミンやミネラルなどを補助食品もしくは食事で補うという形のものです。

ほかには、特定な食品を除外していくという食餌療法があります。ある人にとって、その食品がアレルギー反応を起こさせているのかどうかを調べる時のように、特定な食品を摂取しないで、摂ったときとの違いがあるかを確かめる方法なので、食べたほうがよいという特定な食品を加える足し算の考え方でなく、引き算です。

おそらく人類が最も古くから使っている薬は、食物の形で与えられたと考えられます。世界のどの文化圏でも、食事と精神状態との関係や、発病と病気からの回復に食事が果たす役割に気づいています。それなのに、20世紀の医学では「栄養医学」の役割が事実上無視されてきたことは驚くべきことです。

高い性能の機械でも、そこに入れる燃料の質が悪ければ機能しにくいように、私たちの身体に取り入れる食物は、身体がよく機能するかどうかに直接影響を与えます。食べているものから十分な栄養が摂取できないときには、肌や頭髪や爪に変化が現れたり、エネルギーの低下や元気のなさ、吐き気、苛立ち、腸の過敏な状態、動悸、アレルギー症状などが現れ、私たちの身体は実にいろいろな形で異常を知らせてくれるのです。

実はここには、ふたつの大きな問題があります。意志の強い人や決心の固い人や禁欲的な人は、どこかがおかしいということを身体が知らせようとサインを送ってきても、無視してしまいます。それに、栄養のアンバランスや悪い食生活がどのような症状を引き起こすかを、医療関係者がよく知らないために、これらの症状を訴える患者に投薬したり治療を行って対処する傾向があります。そのため、かえって症状が悪化する場合がしばしば見受けられ、問題の根本には気づかないままでいることが多いのです。時には本人も、一生そのことに気づかない場合さえあります。

栄養のアンバランスや欠乏症以外にも、アレルギーの問題がますます増加しています。これは、最近の食品は、昔に比べるといろいろな添加物を含んでおり、加工されたり、調理や保存目的で手を加えられているためだと思われます。この問題に加え、ほかにも環境から有害な化学物質を私たちの身体が吸収し、極度のストレスがかかってくると、消化器系に長期にわたって負担がかかり、自己免疫疾患やアレルギー症状、がん、心疾患などが発症してきます。

優秀な栄養療法士は、身体が送っているサインにいち早く気づくように訓練されているので、あなたの食生活の中で何が欠乏しているかを、正確に知らせてくれるでしょう。アレルギー症状や消化器の問題や、腸内カンジダ症ですら、食生活の結果だということがあります。栄養療法士は、必要な情報を与えてくれ、あなたが食生活を改めて、身体がもとの状態に戻れるようにサポートしてくれます。このような治療法は、生検に出して、血液や汗の分析結果を得たり、頭髪のサンプルテストで調べることができ、体内のミネラルやビタミンの数値を計ることもできます。このような方法をとることで、治療の経過を定期的にモニターすることができます。血液と汗を分析することにより、どのようにして身体が対応している状態かを、細かく知ることができます。また、毛髪のサンプルテストは、サンプルを採取する時点前まで、どのような栄養状態できたのか、本人がたどった歴史を知ることができます。

また、環境問題研究施設（例えば、ワットフォードのジーン・ムンロー博士のブレークスピア病院）の中には、体内汚染度を測定してくれる場所があり、重金属、ガソリン、石油化学物質、殺虫剤や化学肥料などの残留量を測ります。これらの物質を「掃除する」には、ビタミンCを点滴で静脈に入れていく方法や、これらの有害物質と結びつく性質をもった安全な化学物質を静脈に注入して、尿と一緒に体外に排泄させるキレーション療法を用いることで、可能です。

キレーション療法は、脂肪の摂取過多やストレスによる動脈硬化症や動脈の閉塞状態を改善する際にも使われます。安全な化学物質が静脈内に注入され、動脈内の脂肪と結びつくことで、狭まった動脈がもとのように広がり、硬くなった動脈の状態も改善します。現在では、従来の冠状動脈や動脈の移植手術に代わってこの方法をとるケースが増えています。動脈移植をした場合も、患者が食生活を改善しないで、術後もとの食生活に戻ると、新しい動脈がすぐに閉塞を起こしやすいので、費用が高くリスクも高い移植手術をしても、結局無駄になってしまいます。

解毒作用

食餌療法の多くは、まず「春の体内掃除」のように解毒作用から始めるものが多いです。機械に例えて簡単な比喩を使うと、泥や汚れで一杯になっている車にガソリンを入れようとしていたことに気づいたら、最初にすることは、脱炭素処理をしてエンジンの掃除をすることでしょう。

食物の過剰摂取や不純物が体内にある場合、人間の身体の対応の仕方は3種類あります。

分解して代謝するか、体外に排泄するか、組織内に蓄積します。排泄器官に負担がかかり過ぎると、過剰摂取分は体内に停留し、体脂肪と組織には化学汚染物質と未消化な代謝による副産物が蓄積されていきます。

解毒作用のプロセスは1日から極端な場合は6週間の周期で廻ってきて、体内への摂取を最小限に制限しています。これは、身体に代謝と排泄のプロセスを完了する機会を与えるためです。身体は余分な不純物で常に攻め続けられていなければ、普通は当然処理できるはずだからです。このような理由で、自分の生活の中に、体外に毒素を出すことを生活のリズムに組み込んで定期的に行っている人もいます。そのような人で有名なのは、ココ・シャネルです。彼女は毎週日曜日には、果物とミネラルウォーターしか摂らなかったそうです。彼女は、このような体内の掃除を習慣づけることで、輝く美しさを維持したのです。

もし、バランスのとれた食事をしていれば、定期的に身体の毒素を抜くようなことをしなくてもよいでしょう。しかし、よくない食生活を長く続けていたり、食事の内容と病気に関係性があるような場合、身体がもとのよい状態に戻るために、解毒を試みるのは、スタート地点としては適当な方法でしょう。

解毒の方法や断食には、いろいろなやり方があります。水しか飲まないとか、ジュースしか飲まないものとか、フルーツジュースと果物しか摂らないものなどあります。身体に対するストレスが少ないからと、玄米ダイエットを選ぶ人もいます（玄米なら、身体に炭水化物のエネルギーを与え、ビタミン類も摂れるので)。もっとも水とフルーツジュースだけしか摂らないという厳格な方法の場合、体を掃除するだけでなく、体を飢餓状態におくことになります。そうなると医学的には、身体が守りの体制に入り、体重を減らすより、失わないようにしようと働きます。

ほかには、コーヒー浣腸をすると、肝臓の排泄機能を数倍増すことが分かったとして、解毒作用が促進されると提唱している人たちがいます。コーヒー浣腸をした人は、目の色が明るくなり、肌が綺麗になるので、見た目からも分かります。この実践法は嘲笑されていますが、実際体験した人たちの間では、絶賛されています。

ほかに機械を使った解毒方法としては、腸の洗浄があります。腸内に微温の食塩水を注入して、文字通り洗い流すというやり方です。長年にわたって繊維質の少ない食生活を続けていた場合に、この方法をとった結果、驚くような宿便が出てきたという話も多く聞きます。動脈硬化と共に、この老廃物も腸壁に付着して、腸の働きを妨げているのです。

注意事項

断食と解毒はストレスのかかる方法で、医師の監督下で行われることが理想です。解毒方法をとると、「ヒーリングクライシス(好転反応)」を経験することがあります。毒素がもう入ってこなくなることで、この状態は起こります。組織から毒素が血中に逆流して、一時的に非常に不快な症状を呈するのです。一時的にですが、症状を悪化させることがあるので、必要な時には助力できるように、経験を積んだ医師が側にいることが理想です。病気や受けている治療の影響で、すでに、体力的に弱っており、体内に毒素があるような場合には、断食するのは不適当です。しかし、残念ながら、そのような段階になってから、最後の手段として、断食を断行することがあるようです。このような方法をとる時には、身体の状態が安定していなければなりません。

シンプルな、「春の体内掃除」ダイエット

注意をいろいろ聞いたうえで、中間の方法をとることができます。よく知られている「春の体内掃除」ダイエットは、とてもクリーンでシンプルなダイエット（絞りたてのフルーツジュース、生の果物、生野菜、サラダ、玄米、シリアル、蒸し野菜）を２、３ヶ月続けます。この方法では、空腹にならずに、また急激な解毒による危機状態を通らないでも、体内を掃除し、爽快な気分になれます。

がんの解毒食餌療法

解毒目的の食餌療法はたくさんあります。がんに関しての解毒食餌療法として有名なものは、ゲルソン・ダイエット、ブレウスジュース断食、ケリー方式、ぶどう断食、モーマン博士ダイエット、アレック・フォーブス博士のブリストル・ダイエットです。ゲルソン・ダイエットでは、高品質の有機野菜のホールフードと毎時飲む新鮮な絞りたての野菜と果物のジュースとコーヒー浣腸

を組み合わせたものです。この療法の目的は、解毒効果だけでなく、塩分が少なくカリウムが豊富な食事をとることで、自然なバイタリティーと細胞の「電気的極性」を取り戻し、身体のナトリウムとカリウムのバランスをとることにあります。近年、健康な細胞の「細胞膜間電位」の電気的極性は、がん細胞のそれより著しく高いということがわかり、この理論的アプローチを証明する結果になりました（電気的極性と細胞膜間電位については、用語解説を参照してください）。

生の食品でエネルギー補強

鍼、指圧、ホメオパシー、ヨガ、太極拳のような古くからある補完療法や運動は、人間の身体の中には生命力つまりあるエネルギーシステムがあり、それが強くてバランスがとれた状態では健康で、健康を損なうと、エネルギーのバランスが崩れ、枯渇するという考え方に基づいています。私たちの生命力が慢性的に蝕まれるのは、集約農法や保存、調理、加工の技術によって、生命力が低下した食物を食べることが、ひとつの理由です。従って、非常に新鮮で活性の高い生の食品を身体に摂取することは、エネルギーレベルを上げ、組織の機能を向上させます。このようにエネルギーレベルが上昇する理由は、新鮮な食物を生で食べると、通常は加熱加工や保存処理により変質してしまうビタミンや酵素や植物化学物質が高いレベルで含まれているからです。この考え方に基づいているのが、レスリー・ケントンのローフード（生の食品）料理の本や、（ヒポクラテスのダイエットと同じように）小麦の葉からとったジュースと生の食物を多くとるアン・ウィグモアのリビングフード・ダイエット（生きた食物の食餌療法）です。

このような方法はすべて、生の果物か野菜を（そのままかジュースにして）沢山摂ることが中心になった食餌療法です。これらの方法を試したことがある人は、ほんの短い期間続けただけで、身体が素晴らしくよい状態になると言うと思います（ただし、この方法を始める時には、体力が弱っていたり、病気だったり、体重が著しく減少していないという条件が必要です）。このような食生活に切り替えると、かなり急激に体重が減少することが避けられないので、生の自然食品をとる高エネルギーダイエットを続けるならば、蛋白質と炭水化物と脂肪を十分とり、身体を維持するバランスを見つけることが重要です。

栄養面のアンバランスを正す

ヘルシーな食生活に対する一般的な栄養面の法則やガイドラインがある一方で、ひとりひとりは固有な存在で違うということが、十分明確になってはいません。ある人に合った食生活が他の人にも合うとは限りません。実際、人によっては、ある種の食物に対する耐性がないため、その食物が体内に入ると腸の粘膜に刺激となって、それだけでがんが発生しかねない場合もあるかもしれません。前にも述べたように、栄養面との強い関連性が考えられる疾患や病気が沢山あります。ですから、もし食生活と関連した症状の疑いがあるなら、栄養療法士のアドバイスを求めることが大事です。本書の中で私は一貫してがんは、食生活と深く関連した疾患であると、述べています。それ以外に、さらにアレルギーとか、消化器系の問題や代謝の問題（消化不良、腸壁からの栄養分吸収の欠陥)、pH（酸性／アルカリ性）のアンバランスやカンジダ症があった場合は、身体の機能がひどく落ちている可能性があります。もし、がんになっているような場合は、そのうえこのような消化器系の症状で苦しむ必要はないわけですから、栄養療法士の存在は大きな助けになるでしょう。

慢性の消化器系の問題や胃酸や吸収の問題をかかえている人は、干し草ダイエットを何らかの形で取り入れて、よくなったケースが多いのです。この食餌療法（ダイエット）では、毎食、サラダか野菜と一緒に蛋白質だけか、澱粉だけを摂るというものです。実行するにはなかなか複雑なものですが、この方法についての優れた本が出版されており、健康を画期的に増進し、関節炎から狭心症に至るまで症状を大きく軽減しています。

小腸内のカンジダ症を一掃するのによい食餌療法は、白砂糖とアルコールの摂取を控え、時にはイースト菌も控えるようにします。また、脱炭素因子か抗真菌剤をとるようにするとよいと言われています。これは、しばしば見落とされて診断されないことが多い症状で、非常に不快な症状と疲労感と頭がぼんやりした状態や腹部がはった感じを引き起こします。この症状に対しての治療を受けると、長い間暗闇にいたあとに、明かりをつけたほどの違いが感じられるものです。

ほかにも幅広い症状が起こる原因として考えられるのが、ある種の食物や環境性毒物に対するアレルギーや過敏症です。アレルギーのある人なら、自分がアレルギーを起こす食物は排除することがよいでしょう。そうすれば、エネルギーの低下を招いたり、免疫系がアレルギー反応のほうに標的を定めて、肝心の病気に対応しにくくならずにすむでしょう。

そして、栄養療法士に相談すれば、あなたの身体が敏感に反応する食品を見つけてくれるでしょう。

エネルギーのアンバランスを正す

身体のエネルギーのアンバランスに関連した東洋の治療法や運動がありますが、ほかに、このようなレベルで働くマクロビオティックという食餌療法があります。身体のエネルギー面の機能を見る補完療法では、エネルギーは電気回路のように、プラスとマイナスの両極をもつと考えられています。マクロビオティックでは、このふたつの対立する要素が陰陽として知られています。陰の食物は甘くて軽いものが多く、陽の食物は肉、卵、チーズのような重いものです。

完全に健康な人の場合は、陰陽のバランスがとれた食事をするのがよいわけです。ですから、そういう人には禁止される食物はなく、何でも食べられます。しかし、400グラム近いステーキを食べるとすれば、玄米を袋の半分くらい食べなければバランスがとれないことになるでしょう。従って、基本的なガイドラインは、陰陽の中間にあるような食物、つまり果物、野菜、スープ、穀類、シリアルに集中しています。

食事の組合せの比率としては下記のようになります。

穀類およびシリアル	50〜60%
野菜および果物	25〜30%
豆類や大豆製品のような蛋白質	5〜10%
スープ	5%

これは、西洋の栄養学の専門家が提唱している健康な食生活のガイドラインに非常に近いものです。専門家は食物繊維と野菜をもっと多く摂り、脂肪、蛋白質、塩分、糖分を控えるように言っています。

しかし病気をもっている人の場合は、マクロビオティックではその人に合ったマクロビオティックの献立を勧めてエネルギーの状態つまり気のアンバランスを整えようとします。このようなケースでは、マクロビオティックの食餌療法は医学または治療法として使われることになります。この食餌療法では、これまで成功例が多く見られますが、同時に失敗例も多いのです。従って、このようなアプローチを始めるなら、その前に専門家のアドバイスを受け、明確な情報と周りのよいサポートを得ることが大事です。

医学としての食物

食物を医学として使うということは、大きくくくった場合ナチュロパシー（自然療法）の中に分類されます。ナチュロパシーは非常に古く、効果が高くて素晴らしい医学体系です。多くの食物には、薬効があることが分かっており、私たちの気分や心拍数や体力や消化の過程や肝臓の機能や組織の酸性、アルカリ性度、皮膚の治癒力など私たちの機能のあらゆるレベルで影響を与えると言われています。

がんになった時に起こる吐き気、痛み、便秘、不眠のような症状を軽減するために使える食物やハーブは、たくさんあります。しかし、最も期待されるのは、がんの治療と予防に使える可能性がある食物の存在です。過去10年間に行われた研究で最も興味をひかれるのは、緑の野菜とブロッコリー、黄色の唐辛子とオレンジ色の野菜、大豆製品に関してのものです。キャベツとブロッコリー（とほかのアブラナ属の各種蔬菜《そさい》）には、インドルグリコシネートという抗がん性の合成物が含まれていることがわかりました。黄色・オレンジ色の野菜には、ベータカロチン、カルシウム、セレニウム、微量栄養素が、組み合わさって含まれており、これに強い抗がん作用があることがわかりました。

大豆製品と味噌のような発酵させた大豆製品には、フィトエストロゲン（タモクシフェンという薬剤のように、エストロゲンの働きをブロックする植物のホルモン）、フィチン酸塩、プロテアーゼ抑制剤、イソフラボノイドIとイソフラボンが含まれており、これらは腫瘍遺伝子つまりがん細胞の増殖を誘発すると考えられている細胞中のDNAの部分と細胞核の染色体を抑制すると考えられています。味噌の研究では、がんを予防する効果が明らかに認められています。レモンにはリモネンが、トマトにはリコピンが含まれ、これらの物質も抗がん作用をもつと考えられています。椎茸、昆布、海草はがん細胞の発生及び増殖に関与するがん促進物質（用語解説を参照のこと）を防ぎます。がんの予防に関する研究でほかの植物や植物化学物質が関与しているものは、植物フェノール類や芳香性イソチオシアン酸塩、メタノールを加えたフラボン類、クマリン類、植物ステロール（生物体から得られるアルコール性の固体状の類脂質）、自然発生する植物セレニウム塩、ビオフラボノイド（＝ビタミンP　毛細血管の透過性を調節する）と共通因子（ビタミンと同じくらい重要だとされる）を伴うアスコルビック酸（ビタミンC)、トコフェロール類、レティノル類、カロテン類についてで、研究が続けられています。これらの物質の多くは、発がん性物質を無害にする働きをし、細胞核のDNAやRNAに起きたダメージを修復して、がんの発生を防ぎます。

大豆に含まれているプロテアーゼ（蛋白質分解酵素）抑制体はがんの治療法に使われるX線を含むイオン化する放射から細胞を守ると考えられています。

食物繊維も私たちをふたつの方法で守ってくれます。まずフリーラジカルの生産をフィチン酸塩とリグナンが直接的に抑制して守り、発がん物質が腸内を通過するのをスピードアップすることにより、吸収されて害を与えるのを防ぎます。

食餌療法に対する批判には、時間と費用がかかるということと、社会生活が普通に営みにくくなるとか、好転反応（p.146を参照）の問題や急速な体重減少があげられます。従って、このような食餌療法を始める時には、必要なサポートや専門家の助けと情報が整った体制で行うことが大事です。また、このような食餌療法はそれぞれが違った理論に基づいているために、相互間で矛盾が起きたりします。ですから、ここで大事なのは、ひとつの方法を選んで続けるということで、あれこれと途中で変えたりしないことです。しかし、食品に関しての特定な情報で保護する内容が新しく分かったような場合は、極端に限定されたしかし効果的ながんに対抗する食餌療法に、それを組み込んで、食餌療法の中にある極端に偏った考え方の弊害を防ぐことができるでしょう。がんをもつ人たちには、プラス思考やファイティング・スピリットが、がんからの回復に大きな比重を占めることに同意する人は多いでしょう。しかし、何もなしで前向きになれと言われても不可能です。厳しい食餌療法を実践することによって、セルフヘルプ（自助）の意識が本人の心の中に生まれるので、多くの人にとって、食事を切り替えることが、元気になろうとする願いと病気を克服しようという意志の表れの具体的な象徴として、重要な出発点になっています。

補助食品　ビタミンとミネラル

がんの治療や予防には、ビタミンやミネラルなど必要な栄養を摂ることが重要だというと、よく聞かれる質問は、「こんなに身体によい食事に切り替えているのに、なんでそのうえビタミンやミネラルを摂る必要があるのですか？」というものです。

確かに、よい食生活をしていれば身体を守る大きな効果があると思いますが、ここで問題となるのは、私たちを取り巻く環境です。私たちは、石油化学物質や水道水に溶け込んだ産業廃棄物の害や、農薬や殺虫剤の残留した作物、イオン化する放射線照射や増大する紫外線に晒されているわけで、このような不安定な化学物質の影響はがん発生の引き金となる可能性があるからです。汚染に関して、大きく改善できるようにならない限り、抗酸化作用のあるビタミンやミネラルを摂って、自分を守るようにしたほうが賢明です。

一般的に言って、がん患者がビタミンやミネラルを摂取する理由は、下記のようになります。

◉アンバランスな食生活によって長期に渡って起こっている欠乏を補うため。
◉免疫機能を高めるため。
◉危険なフリーラジカルや汚染物質の活性を失わせるため。
◉細胞膜とがん細胞を直接的に安定化させるため。
◉腫瘍遺伝子をできるだけ制御するため。
◉厳しいがんの治療を目前にしているがん患者の場合、手術や化学療法や放射線療法で組織に起こる損失を補うため。

ビタミンとミネラルをがん患者に使うことの有効性を、私が学んだのは1985年に英国主席医学担当官のケネス・カルマン博士が、スコットランド西部でがんの治療にあたっておられたときでした。

ブリストルがんヘルプセンターでは、がんの研究のデータベースを構築しました。

このデータベースは1980年から1995年までの6000例を越える症例をもち、第三者の専門家による検閲を経た科学的な質の高い研究結果であり、がんの病因論学、治療、予防における栄養の果たす役割を証拠づける確固たる根拠となっています。このデータベースは年々充実してきていますが、まだほとんどの医師が、この膨大な研究の存在を認識していません。

がん治療のプロトコルとしてビタミンとミネラルを使用することは、今では定着しています。高度に産業が発達した社会に生きる私たちは、予防医学的にビタミンやミネラルのサプリメントを摂ることが勧められます。

❖50,000名の中国人にベータカロチン、ビタミンC、ビタミンE、ミネラル、セレニウムを投与したところ、がんによる死亡が13%減少し、発生率の高いがんによる死亡が20%減少した（※１）。

ここにあげる数値を見て、医師の中には投与されているビタミンの量が非常に多いと感じる場合がありますが、これらの用量は何百という実験例で最も高い効果をあげた量に基づいています。医師が医大で教えられたこれらの物質の１日あたりの投与量は、くる病や壊血病を予防するために必要な量なのです。明らかに、今私たちが考えているのは、文明社会の進化により人体に必要となった条件であり、そのためにはこれらの物質をずっと多く摂取する必要があります。実際、人間以外の哺乳類は、ほとんどが自分でビタミンＣを合成する能力を保持しており、私たちが勧める１日に３～６ミリグラムに相当する量を、それらの哺乳類は自分で合成しています。

十分な量のビタミンやミネラルを摂ることは、健康に不可欠です。これらの物質は、免疫系に必要であり、なかにはがんにかからないように直接身体を守る役割りを果たしているものもあります。ストレスや病気やその治療は、このような種類のサプリメントの必要性を高めます。研究によれば、がんをもっている人はこれらの物資を比較的低いレベルでしかもちえないことがわかってきました。身体がビタミンやミネラルの欠乏症を決して起こさないようにするために、このようになっているということが納得できます。特に、サプリメントを摂っていたほうが、放射線療法や化学療法に耐えやすいということを、多くの人が報告していることからも、このことが分かります。この点は、科学的な研究でも証明されています（※2）。

レチノイド（ビタミンA）とベータカロチン（ビタミンA先駆者）は、非常に強力な抗がん作用をもち、実験室の条件下では、がん細胞を正常な状態に戻せることが分かっています（※3）。ビタミンAのレベルが低い時は、大腸がん、肺がん、子宮頸がん、喉頭がん、膀胱がん、食道がん、胃がん、直腸がん、前立腺がん、舌がん（※4）と関連しています。しかし、逆説的に、最近の研究では喫煙者でベータカロチンを摂取した人のほうががんの危険率が高くなる可能性があることが分かっています（※4）。この点に関しては、もちろんベータカロチンでなく、タバコのほうを止めるようにお勧めします（※5）。

ビタミンCに関する多くの研究から、ビタミンCにはがんの予防効果があることが分かっています（※6）。ビタミンCはフリーラジカルを最も迅速に一掃し、血中のヘモグロビン値を改善し、体内に酸素を供給します。ビタミンKとキレート化した鉄分を併せて摂ると、ビタミンCの効果を高めることができます。

ストレスがかかるとビタミンCのレベルは低下するので、ストレスは私たちを病気にかかりやすくします。子宮がん、子宮頸がん、卵巣がん、白血病、リンパがんの患者は、ビタミンCのレベルが低下していることが分かっています（※7）。

ビタミンEは、抗酸化物質でもあり、特に（合成された琥珀酸塩よりも）自然なトコフェロルの形だと強化されます。セレニウムはそれ自体が、フリーラジカル、突然変異誘発因子、有毒な重金属、ある種のバクテリア、真菌などの病原体から身を守り、がんを予防し、がんに抵抗する因子になります（※8）。

ブリストルがんヘルプセンター
ビタミン・ミネラル補助療法
用量

がんが活動している段階

ビタミンC（カルシウムもしくはマグネシウムアスコルビン酸塩の形で）	500mgを日に3回から始め、2gずつ日に3回まで徐々に増やしていく。

注意：お腹の具合が悪い時は、用量を減らし、下痢にならない程度の量に抑える。アスコルビン酸のものは酸性が強すぎ

て、少量でもお腹の具合を悪くするので、避ける。

ベータカロチン	日に15mg入りのカプセルを1錠か、6 mgの錠剤3錠を毎日1回（日に約30,000iu*）人参ジュース約300mlには6 mgまたは10,000iuに相当するので、もしジュースを飲む場合は、それに応じて、用量を減らす。ベータカロチンはビタミンAを安全に摂取できる形です。 ＊アイユー：ビタミン、ホルモンの効力を表す国際単位。

注意：色素があるので、皮膚の色がオレンジがかることが、たまにあります。もしそうなった場合は、用量を減らしますが、心配は要りません。皮膚の色が変わっても、人体に害はなく、用量を減らせば、すぐに消えます。

セレニウム	日に200μg（マイクログラム）
ビタミンE	日に400iu

注意：ホルモンに起因するがん（乳がん、子宮がん、卵巣がん、前立腺がん、精巣がん）の場合、ビタミンを使うとホルモンのレベルを上げる可能性があるということで、使用については意見が分かれています。従って、ブリストルがんへ

ルプセンターでは、上記の種類のがん患者の場合は、ビタミンＥを除外するように勧めています。

ビタミンＢ複合剤 オプショナル	日に50mg。ビタミンＢ複合剤の錠剤の中には、ほとんどのビタミンＢが含まれています。

注意：これを摂ると、尿が明るい黄色になるかもしれませんが、心配は要りません。

亜鉛オロテート（グルコン酸塩）	日に100mg、または亜鉛クエン酸を日に50mg。

これで、亜鉛元素15mgが摂れます。亜鉛はうまく吸収されないので、食物から摂るのがいちばんよいのです。夜寝る直前に摂取するとよいでしょう。体内に次第に蓄積されていくので、約３ヶ月後には用量を日に亜鉛オロテート30mg（亜鉛クエン酸15mg）にまで（亜鉛元素は約５mg）減らしてください。もし再発したり、さらに治療が必要な場合は、摂取量を増やして再開し、３か月続けてください。

小康状態にある時

以下の用量で服用を継続する。

ビタミンＣ	日に１ｇを３回
ベータカロチン	日に12～15mg
セレニウム	日に200μg

ビタミンE	200iu（ホルモン起因性のがんの場合は、前出のビタミンEの注意を参照のこと）
亜鉛オロテート	日に30mg（亜鉛元素は日に5mg）
ビタミンB複合剤	日に50mg

放射線療法及び化学療法を受けている最中のビタミンとミネラル摂取

ビタミンCは放射線療法の効果を増大し、この治療を受ける人が悩まされる貧血、痛み、食欲不振、体重減少を緩和する助けになります。ビタミンCは、化学療法に使われるアドリアマイシンから心臓を守ります（相互酵素Q10かユビキノンの場合も同じです）（※9）。ビタミンCは、化学療法の薬剤、5フルオウラシルやブレオマイシンの効果を高めます。ビタミンEはドキソルビシンを投与されている人に、心臓及び皮膚に対する毒素を防ぎ、脱毛を予防し、ブレオマイシンの作用からリンパ組織を守り、アドリアマイシンによる心臓への負担を軽減します。ベータカロチンは、5フルオウラシル、メトトレキサート、コバルト療法の効果を強化します。セレニウムは放射線や化学療法に対する防御作用をもち、腎臓をシスプラチンから守ります。放射線療法は、ビタミンE、B_{12}、葉酸、ビタミンCのレベルを低下させるので、放射線療法を受けている最中は、これらのビタミン類が豊富な食事をとるか、サプリメントで補うとよいでしょう（※10）。

化学療法を受けている間によい方法

お腹の不調には、アロエベラジュースを（1日に大さじ1杯を3回）飲むか粉末のスリパリーエルム（北米東部産のニレの一種）（1日に茶さじ1杯を3回）を濃縮ハーブティーか豆乳に入れて飲むかヨーグルトに入れて食べてください。コンフリーティーを（1日に3回）飲むのもよいでしょう。

吐き気に

生姜の根をすり下ろしたものか、ジンジャーティー（ティーバッグも市販されている）を飲むとよいでしょう。シーバンド（船酔いを防ぐために腕につけるバンドで市販されている）を腕にすると、効果があがる人もいます。鍼のツボに小さな突起があたるようになっていて、適度な圧力がかかるので高い効果があります。大抵の薬局に売っています。スリパリーエルムも吐き気によく効きます。

放射線療法

放射線療法の副作用には、ホメオパシーの放射線用レメディ（ドーチェスター近辺のウエストスタッフォード、ローウェルミルのガレン・ホメオパシックスで入手可能）がよいでしょう。アロエベラとビタミンＥの入ったクリームか、ルイスブラッケンベリーのアロマセラピー放射線用クリーム（ブリストルがんヘルプセンターの売店で入手可能）を使うと、放射線療法で治療中及び治療後に皮膚を守ることができます。

錠剤やカプセルの嚥下障害に

ビタミン剤は、液状のものも手に入ります。大抵の錠剤は砕いて飲むことができ、カプセルは中身をフルーツジュースかスープに溶かして飲みやすくすることができます。

吸収の問題

何らかの理由で、ビタミンの吸収が難しいと思われる場合は、舌下や口の中で吸収されるように作られている舌下錠を使うことを考慮するとよいでしょう。

がんの予防

抗酸化物質のレベルをある程度に保つことで、がんは予防できるのではないかということが、ますます明らかになってきていますので、以下の配分での摂取を勧めます。

ビタミンC（カルシウムかマグネシウムアスコルビン酸塩の形で）	1日に500mgを3回
ベータカロチン	1日に1回12〜15g
ビタミンE	1日に1回200iu
セレニウム	1日に1回200μg
ビタミンB複合剤	1日に1回50mgの強さ

酵素Q10　別名ユビキノン

この物質はがん予防に有効及びがん治療に使えるものとして、

関心を集めています。これは、細胞内のエネルギー生産のメカニズムに一役かい、抗酸化作用をもっています。デンマークで実施された乳がんについての研究では、この物質を使うと多くの患者に症状の軽減が認められました（※11）。同研究では、被験者の女性たちに１日300ミリグラム投与しました。がんの予防目的で使用する場合は、１日に90ミリグラムで十分と考えられます。

「がんと栄養の関係を示す科学的根拠」

がんヘルプセンターの栄養に関するデータベースの作者であるサンドラ・グッドマン博士と私は、共同で上記の書名の小冊子を出版しました。この中にはがんの予防と治療にビタミンとミネラルを投与した結果の科学的な証明の要約が含まれています。この小冊子を読まれれば、本書に述べたアプローチの有効性について説明する時に説得力があり、がんの患者にこれらの物質を医師が処方するときの助けになると思います。この小冊子はブリストルがんヘルプセンターから、入手できます。栄養に関するデータベースも、アクセス可能です。

結　論

本書を読み終わって、読者のみなさんが自分のこれまでの食生活を変えようと思うに足るだけの、十分な情報を得られたことを願っています。そして、みなさんが、確信を得て実行に移すに気になられ、ご自分の人生が変わり、本当に健康になれるクリエイティブな変化だと、考えてくださることが願いです。また、食生活を含めたライフスタイルを変えることが、ストレスになったりすることなく、緩やかに、探りながら移行していってくだされば よいと思います。

ブリストルがんヘルプセンターの調理コンサルタントのジェーン・センは、当センターに就任以来、ベジタリアンの食事も、一般の食事と変わらないくらい美味で素晴らしいものであることを、実際に見せてきてくれました。彼女は、この「キュイジーン・ビバンテ」というアプローチを通して、全く新しい料理のスタイルを創造しました。彼女の素晴らしい本「ヒーリングフーズ・クックブック」をご紹介できる機会が来れば、こんな幸せなことはありません。この本は、皆さんが食生活を変える時に必要なインスピレーションを与え、実際的な知識も与えてくれるでしょう。

このような料理のしかたと食べ方を取り入れると、食事を楽しめるようになるということを、遊び心をもって実験しながら、身をもって確認していってください。本当に健康で幸せで強くなっていくプロセス、ご自分に養分を与えていくプロセスは、深い満足感と癒しに満ちていることでしょう。どうぞ、そのような食をエンジョイしていってください。

用語解説

DNA	デオキシリボ核酸、すべての生物の染色体の主要成分
TVP	植物性蛋白質から作る肉の代替品。グルテンミート
アレルゲン	アレルギー反応を起こす物質
がん促進物質	すでにがんが発生している場合、そのがん細胞の活動を促進する物質
ガンマ線照射	食品に対するガンマ線の照射。ガンマ線はX線より周波数が短く、高エネルギーの電磁波
吸収不全	腸壁よりの栄養分吸収が不完全なこと
狭心症	心筋に酸素が十分行きわたらないために起こる心臓の痛みで、通常は心臓動脈の閉塞により起こる
共通因子	ほかの化学物質の活動を促進するために必要な化学物質（例：ビタミン類）

キレーション療法	静脈に注射をして、有害物質と結びつく化学物質を注入し、尿と共に体外へ排泄させる療法
キロジュール（KJ）	仕事、熱量の単位。1000ジュールに相当するエネルギー単位
クォーン	ヨーロッパで広く流通している肉の代替食品の商品。地中から発見されたマイコプロテインの菌を培養して作られる
ゲルソン・ダイエット	高品質の有機野菜のホールフードと毎日飲む新鮮な野菜と果物の絞りたてジュースとコーヒー浣腸を組み合わせた解毒食餌療法
抗酸化物質	油、脂肪及び食品の酸化による劣化を防ぐ物質
酵素	細胞が作る蛋白質で、消化や代謝のような生化学反応において、触媒として作用する
細胞膜間電位	細胞粘膜の両側に起きる、電荷の変化
酸化によるダメージ	フリーラジカルを通しての組織への損傷と生化学的プロセス
硝石	肉の保存に使われる硝酸カリウム
水素化合脂肪酸	水酸基のついた脂肪酸（例：酸素／水素単位）、安定を欠くので、身体に有害な可能性をもつ
代謝	生体内で起こる成長、エネルギー生産、老廃物排泄などの化学的処理を指す

脱炭素因子	カンジダのような酵母が増殖するのを防いで、身体が酸性に傾くよう助ける弱酸
炭水化物	水素と炭素のみを含む有機化合物
電極化	電荷の変化の度合い
発生源	がん細胞の増殖の発端
ホルモン依存性がん	ホルモンの存在で成長が促進されるがん
ビーガン Vegan	肉類、魚介類、卵、乳製品などの動物性食品をとらない人。絶対菜食主義者、完全菜食主義者
必須脂肪酸	体内では生産できない、身体に必須の脂肪酸
フィトケミカル	植物化学物質
フリーラジカル	環境汚染とよくない食生活の結果、体内に取り込まれて形成された化学物質。脂質、蛋白質、酵素、DNA などを攻撃し、さまざまな病理学的な問題やがんを引き起こす
ベジタリアン Vegetarian	動物性の食品はとらずに、野菜や穀物類を中心とした食品をとっている人の総称。菜食主義者
マクロビオティック Macrobiotics	玄米菜食、自然食の食事法

出典リスト

1章

※1 (p.7) Office of Population Censuses & Surveys. 人口統計局調査結果

※2 (p.8) Chronic Disease Control Branch, Bal & Forrester, Cancer 72(3 DSuppl): 1005-10 慢性疾患調整局

※3 (p.8) Junshi Chen, T. Colin Campbell, Li Junyao, and Richard Petto,A diet lifestyle and mortality in China (Ithaca, NY: Cornell University Press, 1990) 中国における食生活と死亡率

※4 (p.9) Dr. Margaret Thorogood, British Medical Journal 308 (28th June 1994): 6945 マーガレット・ソログッド博士 英国医学ジャーナル

※5 (p.9) London School of Tropical Hygiene, British Medical Journal June 1994 熱帯衛生学校ロンドン校 英国医学ジャーナル

※6 (p.16) J.Westin, and E/Richter, 'The Israeli Breast Cancer Anomaly'、Annals New York Academy of Science, 609(1990): 269-79 「イスラエル人の乳ガンにおける例外」アナルズ・ニューヨーク科学アカデミー

※7 (p.29) Professor David Orr, c/o The Schumacher Society, Bide

ford, Devon, UK　デビッド・オー教授　英国デボン州　シュマッチャー協会
※8（p.30）　THOROGOOD, BMJ　308: 6945
※9（p.30）　Office of Population Censuses & Surveys　人口統計局調査結果
※10（p.30）　Office of Population Censuses & Surveys　人口統計局調査結果
※11（p.30）　Chronic Diseases Control Brach, Bal & Forrester: 1005-10　慢性疾患調整局

3章

※1（p.62）　Office of Population Censuses & Surveys　人口統計局調査結果

4章

※1（p.157）　(a) W.J.Blot et al., 'Nutrition intervention trials in Linxian　(Supplementation with specific vitamin/mineral combinations, cancer incidence and disease specific mortality in the general population)', Journal National Cancer Institute 85. 18 (September 15, 1993): 1492-98　リンキシアンにおける栄養面の介入実験（がんに対するビタミン・ミネラル複合剤投与、及び人口比に対する死亡率）
※2（p.158）　Dr Sandra Goodman, 'Nutrition and Cancer: State of the Art　(London: Green Library Publications, 1995)　サンドラ・グッドマン博士　「栄養とがんの関係性」
※3（p.158）　Ferrari, Biochem. E.Biophys. Acta 1007（1989）: 3035　フェラーリ　生化学、生物理学
※4（p.158）　(a) Dr Rosy Daniel and Dr Sandra Goodman, 'Cancer and Nutrition: The positive Scientific Evidence', Bristol Cancer Help Centre, July 1993　ロージー・ダニエル博士とサンドラ・グ

ッドマン博士「がんと栄養学　その科学的検証」ブリストルがんヘルプセンター
※5 (p.158)　Lancet (review article) 347 (January 1996): 249　ランセット（掲載記事）
※6 (p.158)　Dr Sandra Goodman, Vitamin C: The Master Nutrient (Keats Publishing Inc., 1991) サンドラ・グッドマン博士「ビタミンC　重要な栄養素」
※7 (p.159)　Nutrition Database, Bristol Cancer help Centre, July 1993　栄養学データベース　ブリストルがんヘルプセンター
※8 (p.159)　Ibid.　同上
※9 (p.162)　W. V. Judy, J.H.Hall, W. Dugan, P.D.Toth and Karl Folkers, 'Coenzyme Q10 reduction of adriamycin cardio-toxicity', in Karl Folkers and Y. Yamamura (eds), Biochemical and Clinical Aspects if Coenzyme Q10, vol.4 (Amsterdam: Elsevier, 1984)　酵素Q10によるアドリアマイシンの心臓毒性軽減
※10 (p.162)　Nutrition Database, Bristol Cancer Help Centre, July 1993; Michael Lerner, Choices in healing (Cambridge, MA: MIT Press): 234, 235.　栄養学データベース　ブリストルがんヘルプセンター
※11 (p.165)　Lockwood, Moesgaard. Hanioka and Folkers, 'Partial and complete regression of breast cancer in patients in relation to dosage of coenzyme Q10, antioxidant vitamins and fatty acids', Biochemical & Biophysical Research Communication March 30th, 1994　「酵素Q10、抗酸化物質ビタミン類及び脂肪酸の摂取量と乳ガンの部分的及び完全緩解」生科学・生体学リサーチコミュニケーション

参考文献

食生活を変えるにあたって参考になる本

Healing Foods Cookbook	Jane Sen	Thorsons
Raw Energy Recipes	Lesley Kenton	Vermillion Press
Indian Cookery	Madhur Jaffrey	BBC Books
Eastern Vegetarian Cooking	Madhur Jaffrey	Jonathan Cape
Ken Hom's Vegetarian Cookery	Ken Hom	BBC Books
Leaves from Our Tuscan Kitchen	Janet Ross	Penguin
Not just a Load of Old Lentils	Rose Elliot	Thorsons
The Bean Book	Rose Elliot	Thorsons
Simply Vegan	Leah Leneman	Thorsons
The Vegan Cookbook	Alan Wakeman	Faber & Faber
Italian Vegetarian Cookery	Paola Gann	Optima

上記「Indian Cookery」はベジタリアンの料理本ではありませんし、「Italian Vegetarian Cookery」など厳密なビーガンではない本も一部含まれていますが、これらの本には、あなたのイ

ンスピレーションを刺激するようなビーガンのレシピが入っています。現在では、大きな書店で料理の本の棚を覗けば、ベジタリアンやビーガンの料理本がたくさん並んでおり、BBC も毎月ベジタリアン用のクッキングガイド冊子を出版しています。

参考図書

〈科学書〉

Daniel, Dr Rosy and Goodman, Dr Sandra,' Cancer and Nutrition: The Positive Scientific Evidence' (Bristol Cancer Help Centre) がんと栄養

Flytlie, Dr Knut and Madsen, Bjorn F,' Q10-Body Fuel : The natural way to a healthier body-and a longer life' (Denmark : Norhaven rotation A/S) 健康な体を作る方法と長寿

Goodman, Dr Sandra, Vitamin C : The Master Nutrient (Keats Publishing) 主要な栄養

Goodman, Dr Sandra, Nutrition and Cancer : State of the Art (Green Library Publications) 栄養とがん

オーガニックな食材に関するサイト

http: //store.yahoo.co.jp/organic/

http: //www.macrobiotic.gr.jp/

http: //www.jona.organic.co.jp/

http: //www.organic.co.jp/

訳者あとがき

著者のロージー・ダニエル先生には、これまで2度お会いしました。英国のブリストルがんヘルプセンターへ2回訪問したうちの1回と、来日された時です。ロージー先生は、本書の随所に見られる「人間をトータルにとらえる考え方」を基本にもっておられる、笑顔がステキな女医さんです。「医師になる前に、鍼灸に関心をもったことがある」ともおっしゃっていました。ご自分に関して、ホリスティックドクターという言葉を使われ、ブリストルがんヘルプセンターでの実践内容はホリスティックなプログラムだと説明されました。ホリスティックという言葉は、ギリシャ語のホロス（全体）に由来し、ホリスティック医学とは、人間をボディ・マインド・スピリット（身体・心・魂）をもった存在ととらえ、それぞれの面の癒しと取り組み、患者を主体として医療チームがサポートし、通常医学以外にも代替療法など、癒しに役立つ方法を必要に応じて取り入れていくアプローチである、との説明を受けました。

英国のブリストルがんヘルプセンターの存在を私が知ったのは、今から10年以上前で、同センターでの勤務経験があるハーマイオニ・エリオットさんの本を翻訳したのがきっかけでした。彼女は、看護師で助産師の英国人で、ブリストルがんヘルプセンターの実践を日本のがん患者さんやその家族に伝える体験をきっかけに、ブリストルがんヘルプセンターを紹介する本を出版しました。

ブリストルがんヘルプセンターは病院でもホスピスでもありません。がんになった人やその家族が、がんとホリスティックに取り組むための研修センターのような場所です。1980年にもとがん患者のペニー・ブローンにパットとクリストファー・ピルキンソン夫妻が協力して、３人で設立したこの施設は、今やホリスティック医学や統合医学の分野では、世界的に知られるパイオニア的存在です。人間の心と身体をトータルにとらえ、さまざまな側面からがんと取り組むという考え方の同センターのコンセプトに、私は惹かれるものを感じました。日本では、まだまだがんの告知をすべきかどうかという論議がされている時に、本人ががんと取り組めるようにするためにも、告知する必要があるのは当たり前というのが、ブリストルがんヘルプセンターの考え方でした。医学と代替療法や補完療法を紹介してもらうために、患者と家族は実際にがんヘルプセンターに滞在して、医師、栄養療法士、看護師、カウンセラー、音楽療法士、同種療法家、絵画療法士、ダンスセラピスト、アロマテラピスト、ヒーラー等から学び、最後に患者は、自分に合っていると思うアプローチを選んで組み合わせてメニューを組みます。メニューに組み込んだ補完療法を自宅に帰ってからも受けられるように、センターでは、各地の補完療法家のデータももっており、患者は帰宅後、家族の協力を得て、ブリストルがんヘルプセンターで学んだことを実践していき、センターもサポートするというしくみになっています。

数年後、実際に英国に行って同センターで、ブリストルプログラムを学ぶチャンスがあり、ロージー先生にお会いしました。看護師や看護大の講師、セラピストが１０数人で、同センターに5日間滞在して体験学習しました。ブリストルで通常がん患者とその家族に話されている内容を、そのまま日本人を対象に講義して頂いたのですが、医師の立場から、データを示しながら精神神経免疫学の説明と、心身の密接な関係を説き、患者の心理的な変容や内側からわいてくるがんと取り組むパワーの重要性を述べられたのを覚えています。英国のホリスティック医学協会での講演などもされているロージー先生は、患者の自己治癒力のスイッチが入るように、医療専門家がチームで患者をサポートできることを述べられました。当時、センターの医療理事だったロージー先生は、身体ががんと闘うのによい状態を作るのには、食事の果たす役割が大きいことを強調されました。

次の講義を担当した栄養療法士のウタ・ブルックマンさんは、ロージー先生の言葉を受けて、食材や食品産業の現状、水質の問題、抵抗力の弱った身体を質のよい食事やサプリメントで補強することや、患者の病状による段階別の対応のしかたなどを話されました。その数年後、ある日本の看護雑誌にウタさんの記事を私が翻訳し連載しましたが、本書の主旨と重なる部分が多い内容でした。「健康な人間ですら、添加物に汚染されエネルギーが低下した食物をとれば具合が悪くなるのだから、免疫力が低下した患者に、そのうえ負担をかけるような食事は避けなければいけない」と述べていました。

ブリストルがんヘルプセンターでの講義で、ロージー先生は、がん患者への対応を説明されました。がん患者が手術後、体力も気力も失っている状態でセンターに来た時には、最初にすることは、患者のエネルギーレベルをあげることであるというのです。センターのシェフ、ジェーン・センさんが陣頭指揮してスタッフと作る食事を患者に摂ってもらい、身体に負担のない状態を作ることに力を注ぎ、希望者はヒーリングも受けられ、エネルギーレベルをあげていくようにするというものでした。がんと取り組むために食とヒーリングでエネルギーレベルをあげることができれば、誘導によるイメージ療法や音楽療法、絵画療法、ダンスセラピーなど、患者自らが能動的にとりくむセラピーを紹介する段階に移れるというのです。

西洋医学を学んだ医師が「ヒーリング」に価値を置いているのは、何故なのだろうという疑問に対し、英国の医師の中にはヒーリングを学ぶ人たちがいるということや、アメリカで始まったセラピューティックタッチの看護の世界への導入について知ることで、私は納得する部分がありました。ロージー先生は、傷口が治癒する過程を、看護師が患者に具体的に説明し、そのプロセスをイメージするように伝えたグループと、何もしなかったグループとで比較をしたところ、治癒のプロセスをイメージしたグループは、そうしなかったグループよりも傷の回復が早かったという、米国ホリスティック看護師協会の研究を紹介されました。心のもつパワーを有効に使うことができるということを、私たちはいろいろな形で学んでいきました。

修道院を買い取って開所したブリストルがんヘルプセンターは、緑に包まれた庭のある癒される空間でした。医師や看護師らの医療スタッフも白衣を着ていないし、泊まる部屋も普通の家のようなインテリアで、唯一ここががん患者の来る場所であることを思わせるのは、どの部屋にもナースコールがあり、宿直のスタッフがいることくらいでした。滞在している間、本書でも紹介されている女性シェフ、ジェーンさんの作る料理を食べましたが、目も舌も楽しめる料理で、実に美味しかったことを覚えています。彼女は、とても料理のセンスがよくて、食材はオーガニックなものなのですが、味や食感が満足感を与えて、食べたいものが食べられないという寂しさは感じませんでした。ブリストルがんヘルプセンターの体験プログラムの中には、ジェーンさんに習う講義もあったのですが、広いキッチンにみんなで集まり、食材の話や調理の工夫のしかたを聞きました。ロージー先生が本書で述べているように、身体によい健康な食事は味気ないとか美味しくないと一般的に言われていることとは、明らかに違う印象でした。私が気に入ったのは、一晩かけてコトコト電気なべで炊いた玄米を豆乳で煮たポリッジ（お粥）でした。朝食には、他にも全粒粉のパンやシリアルが用意されていましたが、私は、蜂蜜を少々入れて玄米粥を毎朝食べていました。ヨーグルト、果物、フレッシュジュース、ハーブティーなどが朝食に出され、昼や夜はオーガニックな食材をたっぷり使ったサラダとパスタやメインディッシュで、マクロビオティックやベジタリアンの献立で、食べる喜びを失わないですむ美味しいものばかりでした。ジェーンさんがキッチンで実演して教えてくれたもので、ナマのブロッコリーをチーズおろしでおろして、それをドレッシングの中に入れてサラダにかけるというのが印象に残っています。茹でたブロッコリーしか食べたことがなかった私には、オーガニックな野菜の味そのものの美味しさと、ドレッシングに入ったブロッコリーの食感が新しい体験で、食べると身体の中から健康になっていくような気がする食事でした。日本食の食材もわかめや海苔、ひじきなどを使うことがあるそうで、グルテンミートも美味しく、実際、ブリストルの滞在を終えてロンドンに戻り、普通のレストランで食事をしたときには、センターでの食事のほうがずっと美味しかったと思ったくらいです。日本に帰り、自分で豆乳の玄米粥を作ってみたら、うまくできました。

1998年に第2回国際代替医療シンポジウム『代替医療と現代医学―その「統合」をめざして』に出席するために来日したロージー先生は、「代替療法を安心して使えるように、医師はモニターする役割があります。」というコメントを残しています。患者に対する総合的な治療メニューを医師を含むチームで考えるので、食に大きな比重を置いて治療を考えるとき、当然医師は、食養生についても深い知識と判断が必要ということなのでしょう。本書でロージー博士がブリストルで構築したデータベースが、まだあまり知られていないと書かれていたので、もっと世に知られるとよいと思っています。

心と身体の癒しが多くとりあげられる現代においては、「食」は大きなテーマです。世界が狭くなり、日本にいても世界中の料理が味わえるとはいうものの、オーガニックな食材においては、まだ日本で入手しにくいものもあります。一部の食材で馴染みのないものについては、語注をつけ、巻末に日本でオーガニック食材が入手できるスーパーマーケットや関連情報が得られるホームページのアドレスを添えておきます。

ヒーリング・フードという原書の題名にある「食の癒し」という発想は、中国の薬膳やインド料理にも見られ、和食においても食材のもつ効能から同じようなことが考えられていますが、ロージー先生がいう治療としての食事ということは、実は大きなテーマなのかもしれません。日本においても入院施設やクリニックがマクロビオティックを取り入れていることなどはあると思いますが、トータルな医療が行き着く先には、トータルなヘルスケア、ライフスタイルの提案となっていき、運動と並んで食生活は大きな比重を占めることでしょう。

私自身は、流産と、２度の帝王切開による出産時に入院生活を体験しましたが、身近な家族の入院なども加えると、病院食についてなにがしかの印象を持ってはいます。もっとも、入院している理由が食事に制限が必要な疾患かどうかなど、患者の年齢や食習慣や食べる事へのこだわりによって違い、ひとまとめにくくってしまうことができないテーマだと思います。大きな総合病院では、難しいことかもしれませんが、癒しや治療としての食事ということを考えておられる医師は、日本にもいらっしゃると思います。とりわけホリスティックに患者さんと関わろうとされる医師は、医学的治療を施し、精神面のケアもする中で、患者さんが健康を取り戻す過程で、食の問題をなおざりにはできないと思われるのでしょう。

海外の会議などに参加すると、よく申し込み書に食事について書き込む欄があります。宗教的な理由で食べられない食品がある場合もありますが、主義主張として自分が日々食べている食事の内容も、それぞれ個人のライフスタイルの大きな部分を占めているとの考え方からなのでしょう。「食べているもの」イコール私たち自身であるなら、何を食すかは本当に大きな問題です。予防医学的な意味では、食によって健康を維持しようとする未病の段階では、自分の努力で対応しやすい範囲内です。病院に行く必要が生じていない段階では、実はよりヘルシーな食事に切り替えることが、自分の決心さえ固ければ可能ですが、ひとたび入院するようなことになれば、即病院食になります。管理栄養士が病気を考慮して考えた献立で適正な食事かもしれませんが、やはり自分が食べたいと思うものとは限らないし、食べる必要があると自分で納得しているから、食べる気になっている食事とも違う、お仕着せの食生活が待っています。

そういう意味でも、食を自分で見直すことは、能動的に自分の健康とホリスティックにとり組むことであり、今すぐできる「第一歩」でしょう。

現代では、身近な家族や親戚にがん患者がひとりもいないという人は、おそらく非常に少ないと思います。がんと取り組むうえで有益な食生活の手引きとして、また、健康な人にとっても自分の健康を維持するため、予防医学的な意味での参考図書として、本書にはさまざまな情報が含まれていると思います。ブリストルがんヘルプセンターのダイエットが、このような形で日本に伝わる際に、その翻訳に関われたことを嬉しく思っています。私は、ブリストルがんヘルプセンターでのコースでホメオパスから習ったバッチフラワーレメディを、その後英国バッチセンターでさらに学び実践するようになりました。今思うと、同センターとの出会いは、その後の自分の方向を決めたという気がして、不思議なつながりを感じています。

最後になりましたが、丁寧に編集作業をしてくださった東京堂出版の上田京子さんに感謝したいと思います。

2003年７月

林　サオダ